新民說

成为更好的人

主编 张蒙

口罩

近代东亚的卫生与政治

GUANGXI NORMAL UNIVERSITY PRESS
广西师范大学出版社
·桂林·

口罩：近代东亚的卫生与政治
KOUZHAO：JINDAI DONGYA DE WEISHENG YU ZHENGZHI

图书在版编目（CIP）数据

口罩 : 近代东亚的卫生与政治 / 张蒙主编. 桂林 : 广西师范大学出版社，2025. 5. -- ISBN 978-7-5598-7914-1

Ⅰ. R-093.1

中国国家版本馆 CIP 数据核字第 2025LC7905 号

广西师范大学出版社出版发行
（广西桂林市五里店路 9 号　邮政编码：541004
网址：http://www.bbtpress.com）
出版人：黄轩庄
全国新华书店经销
深圳市精彩印联合印务有限公司印刷
（深圳市光明区马田街道新庄社区同富工业区 B 栋 103
邮政编码：518107）
开本：889 mm × 1 194 mm　1/32
印张：7.875　　字数：145 千
2025 年 5 月第 1 版　　2025 年 5 月第 1 次印刷
定价：58.00 元

作者信息

伍连德

1879—1960，字星联，出生于海峡殖民地槟榔屿（今马来西亚槟城州），祖籍广东台山。1903年获英国剑桥大学医学博士学位。中国著名医学家，公共卫生学家，医学史家。曾任东三省防疫全权总医官（1910）、北满防疫处总医官（1912）、中华民国北洋政府中央防疫处处长（1918）等职务，是中国检疫与防疫事业的先驱。

克里斯托 · 兰特里斯（Christos Lynteris）

英国圣安德鲁斯大学（University of St Andrews）医学人类学教授。研究领域涵盖疫病的人类学与历史研究，重点关注人畜共患疾病（如鼠疫、SARS［严重急性呼吸综合征］冠状病毒和新型冠状病毒）、流行病学知识体系、视觉医学文化及殖民医学等。研究项目涉及近代以来中国的疫病危机与社会治理、中俄边界的啮齿动物与传染性疾病等。

张蒙

现为英国曼彻斯特大学科学技术与医学史中心研究员，北京大学历史学博士、科学技术史博士后。曾任北京大学前沿交叉学科研究院助理教授、研究员。研究领域为中国近现代医疗史，旁涉东亚科技史。

禹夏（Sarah Xia Yu）

美国宾夕法尼亚历史学博士，现任美国德萨尔斯大学历史学助理教授，主要研究兴趣为世界史、医学史、公共卫生史、移民史与近代中国。

安德鲁 · 戈登（Andrew Gordon）

著名美籍日本研究学者，哈佛大学历史学教授，2004年至2007年间担任哈佛大学历史系主任，1998年至2004年间担任哈佛大学赖肖尔日本研究所所长（Edwin O. Reischauer Institute of Japanese Studies）。主要研究现代日本的社会与思想史，尤其关注劳工与阶级问题。

住田朋久（Tomohisa Sumida）

1998年至2002年在国际基督教大学接受数学教育，2009年至2013年在东京大学科学史与科学哲学系取得博士学位。目前，在日本庆应义塾大学社会学研究科担任访问研究员，研究兴趣主要围绕口罩与花粉过敏的历史与人类学。

玄在焕（Jaehwan Hyun）

韩国国立釜山大学通识教育院副教授，研究方向为科学技术史，主要聚焦“冷战”时期人类生物学及环境科学的历史，尤其关注韩国、日本和美国之间的跨国联系。

瀬户口明久（Akihisa Setoguchi）

日本京都大学人文科学研究所准教授，主要研究东亚的生命科学史与自然史，著有《灾害的环境史：科技社会与新冠疫情》等。

白玫（Mary Augusta Brazelton）

剑桥大学科学史与科学哲学系副教授，研究领域为近代中国的公共卫生史，著有《大规模疫苗接种：现代中国的公民身体与国家权力》（*Mass Vaccination: Citizen's Bodies and State Power in Modern China*）等。

译者信息

吉　祥　北京大学科学技术与医学史系博士生

赵怡晨　北京大学历史学系博士生

白羽贝　北京大学科学技术与医学史系硕士生

郑铭璇　北京大学哲学系硕士生

黄永远　中山大学国际翻译学院副教授

王晨燕　中国国家博物馆馆员

目 录

导言：东亚的口罩世纪

张　蒙

用不着举什么数据，我们就可以知道，口罩是当今世界上最为大众化的医疗器械之一。经过三年的新冠病毒感染疫情（以下简称“新冠疫情”），围绕口罩展开的各种讨论早已是汗牛充栋，令人目不暇接了。此时再推出这样一本研究口罩的专书，其意义何在？

的确，如果我们能在疫情暴发之前就对口罩有深入的研究，那至少可以回答很多我们当时迫切想要知道的问题。但对于大多数学者而言，恐怕还是要在切身感受到口罩带来的震撼之后，才有可能激发研究的热情。因为长期以来，口罩一直都是一个很不起眼的卫生用品。以往在我国，普通人只会在某些特殊的情况下佩戴口罩，比如生病住院、冬天防寒和雾霾天气等等。即使是在“非典”时期，由于疫情传播有限，也没有出现全国人民皆戴口罩的局面。在欧美国家，口罩更是难得一见之物。在这种背景下，要想让医学史专家对口罩产生兴趣，绝不是一件容易的事情。

当然，这并不是说在新冠疫情之前没有相关的研究。起初这类研究主要集中于探讨1918年大流感时期英美和日本的口罩社会文化史，如美国学者布拉德福德（Bradford Luckingham）的《戴口罩还是不戴口罩：1918年西班牙流感在图森》(1984)[1]、桑德拉·M. 汤姆金斯（Sandra M. Tomkins）的《专业知识的失败：1918—1919年大流感时期英国的公共卫生政策》(1992)[2]，以及埃德温娜·帕尔默（Edwina Palmer）与杰弗里·W. 赖斯（Geoffrey W. Rice）合撰的《"神风抑或鬼风"：日本大众对大流感的反应，1918—1919》(1992)[3]。

2000年，由邓铁涛和程之范主编的《中国医学通史·近代卷》较早地提出中国医生使用的口罩最早可能源于伍连德在1910年东北鼠疫时期的发明。[4] 此后，雷祥麟在其2014年出版的英文专著《非驴非马：形塑中国现代性的中医与西医》中也提到了伍连德在东北鼠疫中推广使用口罩的贡献。[5] 不过，真正将东北鼠疫时期的口罩作为专题研究的还是2018年英国人类学家克里斯托·兰特里斯。他在其《鼠疫口罩：个人防护装备在抗疫中的视觉显现》一文中，结合多种分析工具和图像史料，从人类学的角度详细地分析了口罩所起到的"面具"的作用。

新冠疫情暴发后发表或出版的相关科普读物甚多，如

《不只医药事：1918大流感下美国的“口罩社会史”》和《口罩文化史》。随着口罩在全球成为讨论的焦点，许多学者开始重新思考口罩的历史。2020年，日本学者住田朋久梳理了口罩在人类历史中的漫长旅程。同年，英国剑桥的李约瑟研究所举行了由张蒙主讲的“口罩在近代中国”的讲座，德国的马克思·普朗克研究所组织了“东亚社会戴口罩的社会—物质史线上工作坊”。美国佐治亚理工学院的阿里埃尔·路德维格（Ariel Ludwig）和汤姆·尤因（Tom Ewing）等人发起了“流感口罩研究项目”（Flu Mask Project），发表多篇有关美国大流感期间口罩应用的文章，从性别、法律和地方权力等角度对口罩历史进行了新的解读。2022年春，国际知名期刊《东亚科学技术与社会》（*East Asian Science, Technology and Society: An International Journal*）发表了由韩国学者玄在焕教授主持的东亚口罩研究专辑。可见，由于新冠疫情的刺激，口罩史在全球范围内都成为一个重要的研究议题。研究方法和视角也大量借鉴历史学、社会学和人类学，朝着更加多元的方向发展。

鉴于此，本书聚焦于东亚地区，收录了来自中国、美国、英国、日本和韩国五个国家的学者的相关论文，意在从不同的维度和视角，去看待口罩这样一个全球化的卫生用品。追溯起来，近代第一个撰写口罩历史的学者很可能是伍连德，他出生于1879年，是近代中国著名的医学家、公共卫生专家和“鼠疫斗士”。虽然他的研究存在着鲜明的进化史观的倾向，但其搜集到的许多珍贵史料已成为我们日后研究的重要起点。1926年，伍连德出版了英文专著《肺鼠疫论集》(*A Treatise on Pneumonic Plague*)，其中专辟一节，试图用新颖的图像工具来佐证口罩在历史上有一个线性的发展：从中世纪的鸟嘴医生到19世纪中期德国人的防疫措施，再到清朝的东北鼠疫——伍连德推出的纱布口罩则是口罩进化史上的最新高峰。

兰特里斯较早地注意到这一叙事可能存在的问题，并且提出应该将之看作人类学意义上的神话。兰特里斯能够在新冠疫情之前慧眼识珠，发现口罩潜藏的巨大意义，可谓见识过人。本书收录的他那篇发表在著名的《医学人类学》(*Medical Anthropology*)上的论文，截至2023年3月26日，是该刊自1977年建刊以来阅读量第二高的文章，其影响力可见一斑。

但是，兰特里斯并未能从史学的角度解决东北鼠疫的口罩起源问题。北京大学的张蒙从热带医学史和细菌学史入手，论证了口罩在近代中国经历了从“呼吸器”(respirator)到“面具”(mask)，再到“口罩”(mask)的转换。借用刘禾的跨语际实践理论，张蒙认为口罩之所以会被认为是东北鼠疫中的新发明，与英文作为国际医学界的强势语言有密切关系，即原本就已经在防疫中被大规模使用的“呼吸器”，却被新来到的操着英文的国际医生称为“mask”。外界为了翻译这一英文名称，开始称之为“面具”或者“口鼻罩 / 口罩”，从而斩断了其与呼吸器的关联，并在大众心中逐渐形成一个崭新的发明的印象。

同样是关注东北鼠疫，美国德萨尔斯大学的禹夏则将目光聚焦于当时一位重要的美国防疫人员——理查德·P. 斯特朗（Richard P. Strong）。斯特朗在东北鼠疫时期拍摄了许多照片，有别于伍连德所使用的《哈尔滨傅家甸防疫摄影集》，补充了我们一直未能看到的美国医师视角。这批珍贵的照片现收藏于哈佛大学图书馆，本书收录了这些照片，这大概也是它们第一次与中国读者见面。

前面提到，日本其实比中国更早地开始使用呼吸器。在新冠疫情初期，日本采用了较为“和缓”的防疫政策，将感染人数压制在较低的水平上。这与同样是发达国家的欧美形成了鲜明对比——后者采用了较为明确的口罩法令、限制社交距离和封城（lockdown）等措施，却未能成功阻遏病毒的肆虐。为了解释日本这个“特例”，哈佛大学日本史教授安德鲁·戈登（Andrew Gordon）在2020年5月发表了一篇长文。本书收录的正是这篇文章。戈登强调，日本政府没有采取强制措施，而是期待民众自觉戴口罩，这不只是战后美国对日本意识形态改造的结果（从专制到自由），更多的是明治时期以来的“教化”理念的延续。换言之，日本政府和民间机构从未放弃紧密合作，共同劝说民众“就范”。

的确，日本的口罩佩戴史由来已久。日本学者住田朋久在过去三年积累了海量的文献资料，并通过学术期刊和社交媒体进行了介绍，可谓是这方面的专家。在《日本的鼠疫口罩》一文中，他细致地考证了日本在19世纪与20世纪之交所经历的鼠疫疫情。他认为，虽然日本医学界是从德国那里了解到口罩知识的，但如果不是随后日本在鼠疫中付出了惨烈的人员伤亡代价，日本医界恐怕是不会采用口罩的。

不同于中国和日本，朝鲜半岛在20世纪20年代才出现大规模佩戴口罩的情况。考虑到朝鲜半岛毗邻中国东北，又在1910年成为日本的殖民地，在防疫技术应用方面似乎不应有时间差。对此，韩国学者玄在焕认为很可能是由于朝鲜并未出现肺鼠疫大流行所致。后面随着西班牙大流感的到来，朝鲜也无可避免地被卷入口罩防疫的大潮中。此外，尤为值得注意的是，随着口罩的普及，朝鲜在20世纪30年代出现了大量的质疑口罩有效性的声音，这在当时的东亚地区可谓是绝无仅有。从作者所举的例子来看，这可能与朝鲜的口罩大量来自日本有关——对于当时的朝鲜反日人士来说，口罩代表了日本的帝国主义。

在分别探讨了中日韩三国的历史之后，本书最后以玄在焕、濑户口明久和白玫共同撰写的一篇文章作结。该文是针对马普所在2020年举行的口罩研究线上工作坊所写。它不仅提纲挈领地总结了当时的几项研究工作成果的情况，而且提示了接下来口罩研究的可能进路：将口罩与其他防疫手段放在一起考虑。或许，在疫情时期，我们单独考虑口罩的重要性是可以理解的，也是有学术价值的。但是随着世卫组织在2023年5月5日宣布新冠病毒大流行紧急状况结束，可以预见，口罩终将逐渐淡出人们的视线。口罩的特殊性恐怕将让位于它与洗手、护目镜、消毒等防疫工具与措施的相似性。

口罩的历史 *

伍连德

吉祥　译

在讨论当下所采取的防护措施之前，我们可以简要地回顾过去采用的各种个人防护方法。历史带着我们回到了黑死病流行的时期，当时的医学专家突然意识到肺鼠疫可以直接通过空气传播。[1] 这与后来数个世纪里所秉承的观念相比似乎先进得多，例如在米兰（1630）、罗马（1656）等地，当口罩和其他预防工具被使用时，人们除了一些模糊的“瘴气”（miasma）理论以外，对疾病的呼吸道传播方式没有清晰的概念。[2]

最早描述肺鼠疫预防措施的记录，可追溯到1348年：蒙彼利埃（Montpellier）的一位医生在一篇关于瘟疫的论文

---

* 本文节选自《肺鼠疫论集》（*A Treatise on Pneumonic Plague*）第七章第二节“个人防护”（Personal Prophylaxis）。《肺鼠疫论集》为伍连德所著，1926年在日内瓦出版。

中告诫人们要当心患者的呼吸，并建议他们在接近患者时用一块被醋浸湿的纱布遮挡鼻子。奇怪的是，他在天气温暖时采用上述方法，在天气寒冷时，他建议吸入特定的香料。[3] 与此同时，阿拉伯人伊布·哈提卜（Ibn Al-Khatib）也在提倡类似的预防措施。[4]1382年蒙彼利埃的医学教授凯努图斯主教（Bishop Kanutus）的话引起了人们的兴趣："医生和护理者必须与患者保持距离并且将他们的脸朝向窗外"。这位博学的神职人员补充说，他个人会将一块用醋浸润过的纱布放到自己的口鼻前面，并承认正是这种预防措施使得他在那段艰难时期里保持健康，没有如他朋友所担心的那样病倒。[5]

在16世纪，针对鼠疫的特殊服装开始流行，它由一个填充有香料的喙状面具和一件用皮革或油布制成的衣服组成。在之后的几年里，面具还装上了水晶制成的眼镜。有时医生会踩高跷或骑马去探视病人。因此，施蒂克（Sticker）在收集许多关于使用这种服装的参考资料后说，亚历山大港的检疫官拉多尼医生（Dr. Lardoni）总是骑马离家，他和他的马从头到脚都被油布遮蔽。[6] 虽然有着各种防护措施，拉多尼还是感染了鼠疫并死于1835年。[7] 施蒂克也记录了当时的诊疗场景，根据那时仍在施行的法国检疫法规，医疗人员与患者的距离不得小于12米，医疗人员甚至需要使用手持望远镜来观察病人。[8]

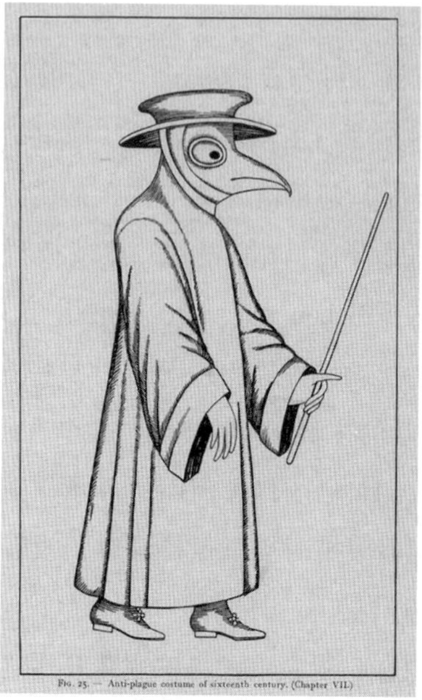
FIG. 25. — Anti-plague costume of sixteenth century. (Chapter VII.)

图1–1　16世纪鼠疫防护服

蒙古地区的喇嘛和群众采用的防护措施令人着迷，他们的做法在某些方面与中世纪欧洲采取的措施十分相似。

正如前文所提到的，几个世纪前闻名的鼠疫防护服装在19世纪仍然流行。考虑到这些防护措施是在极其模糊的“传染”理论的指导下被提出、倡导的，我们不禁要感叹黑死病流行时期的疫病认识竟更为清醒，并且必须要承认，五个世纪以来，人类在这方面几乎没有取得任何进步。

据我们所知，鼠疫在维特兰卡（Vetlianka）暴发时，人们并没有制作口罩。医生采用了诸如在手上抹油和喷洒石炭酸溶液的防护措施。[9] 或许，因为仅有少数智识者认识到了这场鼠疫的特性，所以医生在处理肺炎病例时没有采取防护措施。我们可以断定，医护人员的高死亡率主要是因为对鼠疫传染性的无知。[10] 很快，在瘟疫暴发之后，多格尔（Dogel）推荐了一种制作精良的口罩，帕舒京（Pashutin）则利用古塔胶（gutta-percha）设计了一套完整的防疫服装。[11] 多格尔指出内格利（Naegeli）曾建议使用呼吸器（respirator）

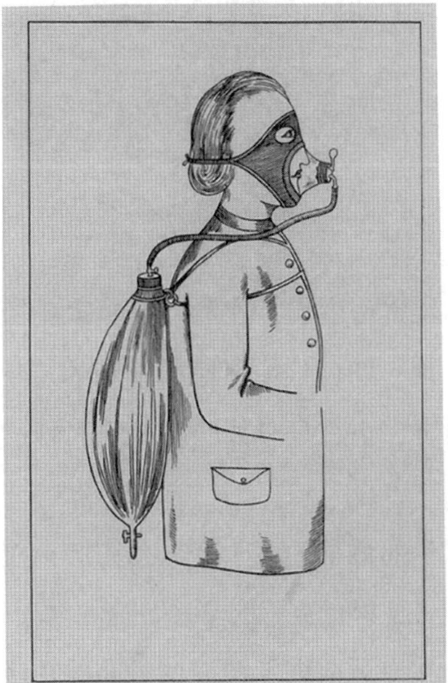

Fig. 26. — Dogel Mask (A.D. 1879). (Chapter VII.)

图1–2　多格尔面具（1879）

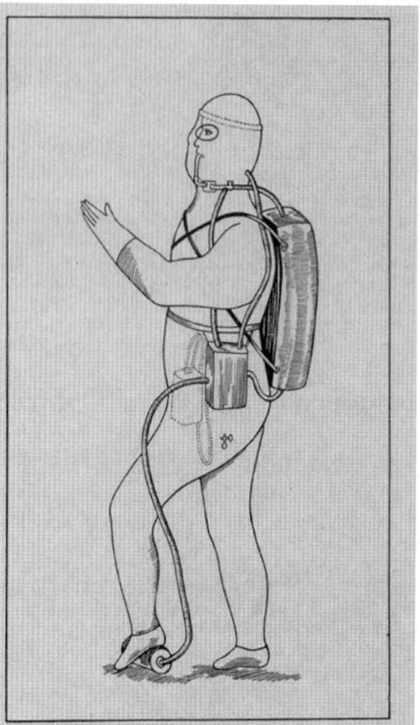

Fig. 27. — Pashutin anti-plague costume (A.D. 1879). (Chapter VII.)

图1–3　帕舒京鼠疫防护服（1879）

对付其他的特定传染病，比如白喉和霍乱。[12] 我们复制的两张插图再现了两位俄罗斯医师推荐的装备。特别是帕舒京设计的服装，堪称具有如儒勒·凡尔纳（Jules Verne）一般的想象力。

目前可见的最早的关于个人预防肺鼠疫措施的现代参考资料载于《德国鼠疫报告》(*German Plague Report*)，该委员会建议在口鼻前绑上湿润的纱布并在使用后消毒。[13] 事实上，这一原则与五个世纪前凯努图斯主教的建议原则相同。奇妙的是，身为德国委员会成员的施蒂克后来嘲笑了口罩的使用。[14] 尽管我们钦佩施蒂克在反对“传染病主义者”（contagionists）狂热时的贡献，但在区分腺鼠疫和肺鼠疫的不同防护措施时，他的确犯了错误。

几乎与德国委员会同时，日本当局颁布了以下条例，推荐使用口罩：

> 在任何伴有咳嗽和呼吸困难的疑似鼠疫病例中，在检查或转移时，患者的面部应当覆盖一块布，如用升汞棉效果更佳。一旦怀疑病例的性质，医护人员应当尽快使用直径不小于4英寸[1]的平整纱布覆盖口鼻，纱布应当利用1∶1000的升汞溶液浸泡后拧干；在工作完成前，纱布必须保留在口鼻前。这套方法同样适用于患者转移后所有参与房屋消杀的人员。[15]

可以看出这份出色的指令几乎提到了防护口罩的所有优点，并明智地将所有可疑的呼吸道与肺炎病例包括在内。

在本次瘟疫大流行中，其他更早发布的鼠疫管理法规也提到了口罩的使用，例如比利时的管理条例规定：“护士必须避免俯身靠近他（指患者）的面部，非必要不靠近患者。

1　1英寸约合2.54厘米。——译者

当他们靠近患者时，应当在口鼻前放置棉毛塞；或者，用细布或薄纱包裹头部更好”。布鲁斯·洛（Bruce Low）补充道：“也建议患者戴上这种类型的轻纱，一种口罩，去保护他们周边的人免受染疫痰液和唾液的威胁。”[16]这一最后被提及的措施在亚历山大港被戈奇利希（Gotschlich）所采用。[17]

在本次瘟疫大流行刚开始的几年里，一些地区的人在疫情暴发之时，就使用了口罩。埃克特（Eckert）观察了1903年牛庄[1]的疫情后写道：“为了减少对人员的威胁——这在护理肺鼠疫患者时尤其重要——口罩按照笔者在日本看到的样式被制备了出来。在眼睛周围，这些口罩设有一层纱布，后来又用云母片代替。口罩与长袍相连，有助于保护结膜以及鼻腔、口腔和扁桃体的黏膜。”[18]

现在所使用的口罩

从上面的历史概述中或许可以看出，使用防护口罩抵御鼠疫的历史可以追溯到数百年以前。在奉天[2]会议上，与会者明确推荐了一种简化的口罩——1911年中国防疫人员在哈尔滨曾成功使用这种口罩应对疫病。在第一次东北鼠

1 牛庄（Newchwang），指辽宁营口。此处按原文译出。——译者
2 指奉天府，清末和北洋政府时期奉天省省会，现辽宁省沈阳市。——译者

疫期间，人们佩戴了不同类型的口罩，许多口罩都有一个硬质或金属框架。只有一种类型的口罩，既简单又便宜，却有明显的效果。这种口罩由伍连德推荐，并被广泛使用。[19] 该口罩以两层纱布包裹一块6英寸乘4英寸的扁平长方形脱脂棉为基础结构。将商店供应的普通外科纱布（9英寸宽）剪裁成长条状，每条长3英尺[1]，即可轻易制成。接下来，将每条纱布带子纵向重叠，以便在中间放上4英寸乘6英寸的平整棉绒，在纱布的两端各制两个切口，每个切口长15英寸，从而将垫片延伸成一条三尾纱布绷带，中间的棉绒覆盖呼吸道口。一侧的上尾带应当环绕耳朵上方的头部区域，并与对应的另一侧尾带相系。下尾带应以相同的方式绕过耳朵下方与另一条下尾带相系，而中间的尾带应当穿过头顶，以固定垫片并防止其从脖颈滑落。这种自制口罩成本仅为每个2.5分。与具有金属框架的口罩相比，价格非常有优势。

一些改进意见不时被提出。

（i）将口罩浸泡在消毒液中。杂酚油（creosote）和石炭酸有灼伤鼻子和面部其他部位的风险，而升汞溶液带有腐蚀性，会导致皮肤问题、牙龈炎、牙齿脱落等。因此，任何在口罩上大量使用消毒剂的举措都应受到谴责。此外，

1　1英尺合12英寸，约合0.3048米。——译者

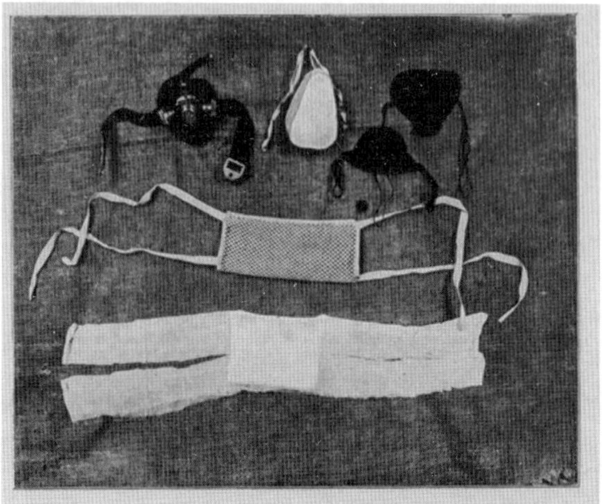
Fig. 28. — Types of anti-plague masks. Lowermost one was introduced by Dr. Wu Lien-Teh and recommended by Mukden Conference in 1911. (Chapter VII.)

图1-4　各式防疫口罩。最下方的口罩由伍连德医生引介，并在1911年奉天会议中得到推荐

口罩的作用机制是纯物理性质的，因此完全没有必要在其中使用消毒剂。[20]

（ii）史旦莱[1]和斯特朗[2]建议在口罩的上部边缘插入小棉塞填充鼻子两侧的空隙。[21]否则，对于高鼻梁的人来说，留下的空隙可能带来危险，特别是在受污染的环境中弯腰

1　史旦莱（Stanley，1869—1931），先后在利兹大学和圣玛丽医院接受医学教育，曾跟随北里柴三郎学习疫苗学，1898年任上海公共租界工部局卫生处处长。——译者

2　斯特朗（Richard P. Strong, 1872—1948），1897年毕业于约翰·霍普金斯大学医学院，曾作为军医参加美西战争，后在菲律宾组建生物学实验室。在留学德国之后，专门研究热带疾病。——译者

时。我们的同事苑德懋医生（Dr. Yuan）可能是因为忽略了这项防护措施而在1921年被传染。也许值得注意的是，在已有的记录中，有几个病例似乎是在弯腰注射血清等时发生的感染。

（iii）无论口罩制作得多好，它最薄弱的地方显然是在边缘。当它不合适的时候，就会出现危险的空隙。当然，这种危险在很大程度上可通过仔细调节来避免。

（iv）斯特朗建议在口罩上系上“另一块纱布，这块纱布在眼部留出口子，在两端剪裁出四条尾带并系在头颈后面”。[22] 在苑医生去世之后（1921），我们在口罩外部增加了一块布制防护罩，罩子上有一块方形丝巾（4英寸乘6英寸）缝在呼吸道口。防护罩上留有两个眼睛孔，并从佩戴者的颈部塞入工作服内。[23]

（v）我们最新的口罩——1921年的疫情暴发以来，我进一步简化了在奉天使用的防护口罩。以目前的制作方法，两层纱布包裹0.5英寸厚的棉垫，纱布尺寸为4英寸乘6英寸（20厘米乘30厘米[1]），长度为2英尺6英寸（75厘米至80厘米）。每一端仅有两条尾带，一条系在耳朵上方，一条系在耳朵下方。在数以千计的应用场景中，我们发现这种简易装置已经足够了，除了那些与咳嗽患者直接接触的情况，

1　应为10厘米乘15厘米，此处为伍连德原文注释。——译者

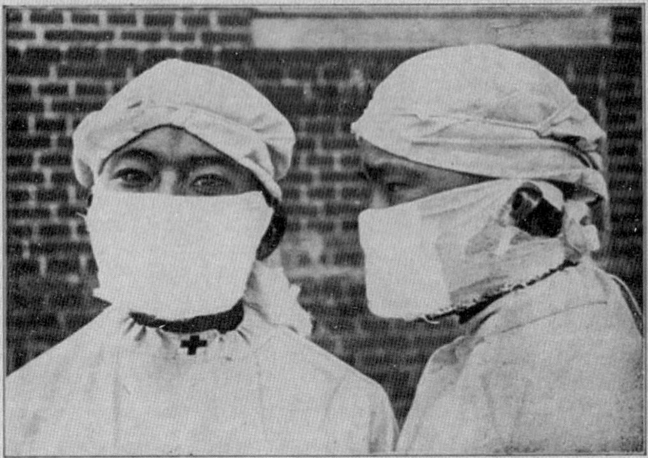

FIG. 29. — How the gauze-cotton mask should be worn. (Chapter VII.)

图1–5　棉纱布口罩的佩戴方法

而这种时候，我们穿戴防护罩（iv），无论防护罩带不带有云母片，都可以更好地增加安全性。在每次探访鼠疫病房之后，都需要更换口罩。警察和其他的辅助人员应当至少一天更换一个新的口罩。

布罗凯（Broquet）在奉天会议上推荐了他在1911年偶尔使用的另一种口罩。[24] 这种口罩由包裹整个头部的帆布罩组成，可以从颈部塞入工作服内，并在前面设有一个大云母窗。布罗凯说这种口罩可以方便地通过沸煮进行消毒。

现在可以提供一些关于口罩一般性作用的实验证据。

据柴山五郎作所说，松王数男“已做了一些实验，用纱布蒙在感染的患者嘴上，并在另一侧放上琼脂板。这些板子被发现是无菌的，因此，如果病人们可以佩戴口罩遮掩口鼻，就足以保护医生”。[25] 这一实验结论与斯特朗和他的同事利用灵杆菌（*B. prodigiosus*）所做的初步实验相矛盾。[26]

巴伯（Barber）和蒂格（Teague）利用棉纱布和布罗凯的口罩进行了实验；后者在某种程度上进行了修改，用厚重的广东绒（Canton flannel）替代了布凯罗展示的较轻材料；还用赛璐珞片替代了云母片。[27] 在利用灵杆菌做出一系列实验后，他们得出了以下结论：

（i）在1910年至1911年冬季东北肺鼠疫流行期间，当在口罩周围喷洒含菌液滴时，广泛使用的“奉天口罩”不能阻止灵杆菌进入口鼻。这种口罩由一块脱脂棉片组成，并用一条多尾纱布绷带固定在口鼻上。

（ii）利用厚厚的广东绒制成的防护罩，包裹了整个头部并在颈部系紧，经受了比“奉天口罩”更严格的测试。然而，它并不能完全阻止灵杆菌进入受试者的口鼻。这种口罩在前方有一个窗户，并不会比“奉天口罩”更不方便或更不舒适。

（iii）这证明了“奉天口罩”的无效不仅仅是因为口罩未能贴合面部结构，还因为细菌可能可以直接穿过口罩。因为测试后发现，放在口罩中央的湿棉片含有灵杆菌。

（iv）我们相信，虽然口罩的确阻挡了很多细菌进入口鼻，然而在近期东北肺鼠疫流行期间使用口罩给人以虚假的安全感，这会导致人们承担不必要的风险。我们相信这些实验充分证明了这样的结论：在疫情期间使用口罩并不能提供针对肺鼠疫的绝对保护。

斯特朗在强调这些实验的重要性时，谨慎地指出，尽管结果如此，但这些棉纱布口罩“至少在实际使用时通常是安全的”，因为很明显，咳嗽患者喷出的痰液比人工喷洒的液滴大得多也重得多。我们认为，在评估喷洒实验结果时，一定要将这一点考虑在内。[28]

在1918年流感流行期间，口罩的防护价值也得到了充分研究。正如海泽（Heiser）总结的那样：

1918年流感大流行期间，美国所做的大量实验证明，为了防止常规呼吸道细菌的通过，口鼻前每平方英寸至少要覆盖325股普通外科纱布。这可以通过八层20×24的纱布［（20＋24）×8=352］或四层40×44的纱布（奶酪布）［（40＋44）×4=336］实现。据说奶酪布或更紧密的编织材料相较更多层的松散编织材料效果更好。[29]

梅森·利特（Mason Leete）喷洒金黄色葡萄球菌（*Staphylococcus pyogenes aureus*）进行实验，他建议利用黄油包布代替手术纱布，并应至少使用四层。[30] 这位作者认为真正有防护作用的口罩“必须由六到八层薄纱或类似的材料制成，并需要用弹性带紧紧环绕头部，以保证气密性的方式组合起来，并配备气密的眼罩。非常类似于战争中所使用的防毒面具”。然而，他意识到这样的面罩不会受到欢迎，因此建议使用更简易的面罩，“它应尽可能大，上至眼睛下方，下至脖子，用松紧带或胶带在耳朵上方和脖子周围紧紧固定，从而尽可能减少‘拐角’感染”。这样的面罩，在梅森·利特看来，大大减少了感染风险。这位作者提出了警告：“弄湿口罩会显著增加其渗透性，必须长时间佩戴口罩时，都应牢记这一事实。”

在1920—1921年东北鼠疫流行期间，我们针对改良后的纱布口罩进行了一些实验。我们尝试对不同层数的口罩进行细菌培养。这些口罩在鼠疫病房中实际佩戴了半个小时至四个小时。但只有一次我们从中培养出了鼠疫杆菌（*B pestis*[1]），而且是从连续佩戴了三个小时的口罩最外层纱布中培养出来的。通过动物试验可能会得到更准确的结果，但我们未发现进行动物试验的可能性。我们停止了实验，因为在苑德懋医生去世后，我们增加使用了正面带有丝绸

1　鼠疫杆菌应为 *Y. pestis*，此处为伍连德原文注释。——译者

的防护罩。

我们实验室的全绍清（Chun）利用装有金属框架的纱布口罩进行了实验，并在口罩上喷洒了乳酸杆菌（*B. acidi lactici*）乳剂。得到的实验结果与蒂格和巴伯的一致。[31]

可以看出，实验结果的确不能证明口罩是可以提供绝对防护的。然而，我们只能重申，不可能总是根据实验室的结果来采取实际行动。

我们经历了中国北方发生的三起大型肺鼠疫疫情，实际经验无疑证明了口罩的作用，要知道，那里具备非常适合疫情传播的某些条件。我们了解到，1918年山西疫情中，杨怀德（C. W. Young）甚至不惜忽视疫苗的保护作用转而支持使用口罩。我们认为，两种方法应该结合使用，发挥各自优点。

在1910—1911年的疫情中，当口罩没有被经常使用时，特别是在早期阶段，卫生人员的死亡率非常高。[32]此外，安全起见，口罩不仅要佩戴，还要正确佩戴。当接近感染者或疑似病人时，必须佩戴口罩；口罩必须符合规格，而不仅仅是几层纱布；口罩必须调节好，如果是纱布口罩，必须用棉塞塞住鼻子两侧的空隙。另外，纱布口罩应与护目镜配合使用，以防止结膜感染。[33]

我们建议那些直接与咳嗽病人接触的人员，应当额外佩戴防护罩，最好是那种带有云母窗的防护罩，以获得开阔的视野。但是，在冬季疫情暴发时，穿戴这种贴身又笨重的装备并不容易。[34]我们佩戴眼镜的工作人员发现这是最不方便的装备，因为会有水汽凝结的问题。甚至那些不戴眼镜的工作人员也因呼吸困难而无法忍受长期穿戴防护罩。尽管在热带气候条件下进行的实验取得了明显有利的结果，我们仍不建议长期单独使用防护罩，哪怕它变得易于穿戴。我们认为，在肺鼠疫流行期间，简单、便宜的纱布口罩是我们工作时的最佳防护方法。在紧急情况下，数以千计的口罩可以在短时间内被生产出来，而无须过高的成本，这为卫生人员和其他抗疫人员所青睐。

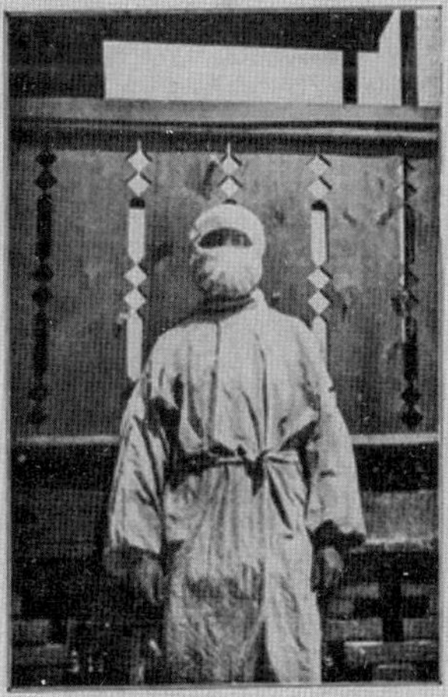

FIG. 30. — Protective hood with a mica front. (Chapter VII.)

图1–6　带有云母窗的防护罩

现在我们开始讨论何时使用口罩的问题。

对于与病人近距离接触的医务人员、外科医生助手、陪护来说，口罩是绝对必要的，因此我们建议，每个在鼠疫病房、挨家挨户检查以及在隔离营或隔离车厢工作的人都应使用口罩。那些每天对大量密接者进行日常检查的工作人员，尤其是在冬天的密闭环境中，他们处在相当大的风险之中，因为有一定比例的隔离人员会在某一时刻发病。1921年在山东桑园，我们的俞树棻医生（Dr. Yu Shu Shen）在茶歇时被叫去照看一个八岁的孩子，他认为这没有什么危险，就摘下了他一直戴着的口罩。当他意识到这个孩子正在咳出鼠疫杆菌时，已经太晚了，他当天就被感染，并在六天后死亡。

对于埋尸和消杀人员，我们也建议他们要经常使用口罩，虽然，从理论上说，几乎没有什么直接危险，但是总会有一定的风险来自在场的病人或死者的亲属。此外，这样做也有很大的教育意义，因为它不断地提醒他们采取防护措施的必要性。医师应该始终以身作则，不能忽略任何必要的细节。他们合理的行为，将对群众产生深远影响。

在工作人员和群众都不熟悉肺鼠疫的地区，佩戴口罩会显得很可笑或被认为没有必要。在1918年山西疫情暴发初期，大同府[1]的经验是值得牢记的，当地政府和公众都对

1 大同府（Tatungfu），1914年被撤销，其辖区划归雁门道管辖。此处按原文译出。——译者

抗击疫情的工作人员在春节穿着古怪的服装（丧服）表示不满。[1]同样的事情发生在第一次东北疫情暴发时的哈尔滨（1910—1911），当时人们还没有习惯现代卫生防护措施，但是现在那些日子已经过去，每当面对疫情威胁时，东北居民都会配合防疫人员的工作。

由于存在飞沫感染等风险，工作人员在进行尸检和尸检穿刺等工作时也应当佩戴口罩。在这种情况下，最好额外佩戴护目镜，尽管根据我们的经验，这会让操作者感到碍事。

在鼠疫流行期间，实验室中急迫的工作环境不同寻常，我们强烈建议工作人员同时使用口罩和护目镜。即使在常规情况下，当需要进行吸入性实验或需要处理大量鼠疫杆菌时，我们认为口罩也不应该被忽视。如果采取了这一简单的防护措施，前面章节中记录的一系列实验室感染或许可以被避免，至少是部分避免。

在过去十五年的所有实验中，我们已坚持要求实验室工作人员在从事可能因液体飞溅或灰尘而发生感染的工作时必须佩戴口罩，如打扫笼子和马厩、清除和火化受感染的动物等。在这里，我们再次看到了口罩的“教育”意义。

对于病人来说，口罩的意义是值得怀疑的。即使口罩

1 在中国，白色是丧服的颜色。——作者

可以被普遍采用，戴口罩对鼠疫患者来说也是残酷的。因为，除了不断咳嗽和吐痰，肺炎患者会有意识或无意识地体会到呼吸困难的痛苦，而医生有义务缓解他们的痛苦，而不是增加他们的痛苦。此外，当病人被安置在合适的隔离医院时，没有必要让他们长期戴着口罩或包裹纱布而感到窒息，因为他们唯一能接触到的，是做好了防护的医护人员。[35] 短时间内佩戴口罩可能带来好处，比如在患者被运输时。相同的措施可以在注射血清、切开静脉等时采用，或者——更好的是——可以使用适当的棉布或者更牢固的材料制成遮挡屏障。在我们的新隔离区的治疗室内，我们提议设置了带孔洞的玻璃屏障。进行必要的操作时，患者的手臂可以穿过这个洞。通过这个方式，病人与医生完全分开，医生将有充足的空间和光线进行观察而不必承担与病人同处一室的风险。

对于那些没有被安置在单独隔间里，而是以小团体的形式被安置在公共房间、车厢等处的密接者来说，使用口罩肯定是有利的，应当让他们在正确的指导下使用纱布口罩。戴口罩的人即使面对周围人可疑的咳嗽时也能感到安心。然而，强制佩戴口罩是很困难的，让他们正确佩戴口罩难上加难。德福格尔（De Vogel）正确地指出，在这方面对未受训练的普通人期望很低。[36] 我们在东北的观察充分证明了这一点，有一段时间，在那里的广大群众中，佩戴口罩成了一种风尚。我们记得曾在街上看到一个男人用硬挺的口罩（内有金属丝框架）仅仅遮住鼻子，而他正在平静地抽着香烟。有时，口罩还“作为一种御寒措施”被缠绕在脖子上！总体而言，我们相信仅有一类人会因疫情期间口罩的普遍使用而受益，那就是那些以高昂的价格出售各类不合格的永久性“呼吸器”的人。

为了减少被病人感染的风险，一些其他的防护措施得到推荐。我们知道，在以前，医生要么完全不会靠近病人，要么采取将自己的头转过去等措施。1889年，鲁（Roux）建议对鼠疫病人的检查不要超过五分钟；这个建议在小亚细亚地区得到了遵循。[37] 克莱梅沙（Clemesha）主张“应当指示护士在病人咳嗽时站在一旁或其背后”。[38] 尼卡诺罗夫（Nikanoroff）建议在探视病人时不要张嘴说话，只用鼻子呼吸！这些防护措施有时可能是有帮助的，但是它们的意义有限，因为这些措施并不总是会被采纳。[39] 病人应当尽可能被安置在通风或半通风的病房里。我们将在下一章讨论这个问题。

其余措施

我们特别关注了口罩，因为在我们看来，它针对的是肺鼠疫最重要的传染方式，即通过呼吸道的直接传播。关于其他的个人防护措施，我们无须多言。这些手段是次要的，与对付其他高传染性的疾病所采用的方法没有本质区别。

戴上防护罩还可以保护面部的擦伤和伤口。[40]这让我们关注到手和其他身体部位所需的防护措施。

在1910—1911年东北鼠疫流行期间，方擎[1]和韩济京[2]描述了保护手、脚和身体的精妙方法。[41]方擎说：

> 我们规定，面对鼠疫时要穿着完全不同的衣物。这些衣物被保留在消毒室内。我们遵循以下程序：在开始一天的工作前，换上鼠疫套装，包括靴子和套鞋，佩戴有衬垫的口罩，穿着能包裹头部的白大褂。一天的工作结束后，大褂、鞋子和套鞋在被喷洒石炭酸消毒液（1∶40）之后，运送入第一消毒室，用升汞消毒液浸泡。接下来，漱口，进入第二消毒室内更换其余的衣服。然后泡入含有升汞消毒液（1∶3000）的大木盆中，最后用清水洗净，擦干身体，穿上常服。脏衣

1　方擎（Fang，1884—1968），字石珊，福建闽侯人，医学家，北京首善医院的创办人，曾任北京大学医学院公共卫生学教授、中华医学会会长。1910年毕业回国任陆军军医学堂细菌学教授。1911年1月4日，带领该校10名学生赴哈尔滨参与防疫，并作为中方代表出席万国鼠疫研究会。——译者

2　韩济京（W. H. Graham Aspland，1868—1943），英国人，曾在华、俄、塞尔维亚等多地行医，曾任北京协和医学院和北京大学外科学教授、中华万国禁烟会总干事、中央防疫处委员会委员，数次志愿参与防疫工作。——译者

服会在夜间使用福尔马林蒸汽消毒并用热风烘干，以便第二天早上使用……对我们来说，靴子和套鞋的消毒特别重要，除喷洒石炭酸外，套鞋底部还会在浸泡过石炭酸溶液的垫子上或装有石灰粉的托盘上摩擦。

方擎没有提到手套的使用，但手套因冬季的气候而被广泛使用。在傅家甸没有人使用护目镜，因为形成的水汽会让人们无法工作。我们没有观察到通过眼部感染的案例。

会议的临时报告推荐利用防渗漏材料制作连体工作服。[42]

以上精妙的防护措施非常好，但它们仍存在一些缺点，因而我们在1920—1921年东北鼠疫流行期间对其进行了必要的修改。第一，我们放弃了使用升汞液进行常规洗浴，这种洗浴似乎既危险又没有必要，因为显然不可能每次探视鼠疫病房后都进行洗浴。鲁在谈到医生与病人接触后进行洗浴这一建议时，认为这会使得医生成为两栖动物，也就是说，他们不得不将一半时间花费在水里！[43]第二，我们取消了每次在探视完病房后都要喷洒石炭酸溶液消毒的措施；鉴于我们对含鼠疫杆菌的痰液进行消毒的实验，这一措施似乎很有问题。第三，我们没有使用防渗漏材料制作的工作服，因为除了在验尸房，不必要穿着这样的工作服。

我们在1921年的常规程序可以这样概述。在进入病房前，脱下日常穿着的外衣，换上一套（专门保存的）旧衣服，戴上布帽，穿上厚厚的中式拖鞋，然后戴上纱布口罩。在开放空间或鼠疫隔离院的专门的房间里完成进一步的穿戴，在这里我们戴上防护罩和护目镜，然后穿上高防水胶靴和橡胶手套，最后穿上可清洗的工作服，扎紧领口和手腕。工作结束后，我们首先用酒精消毒手套。接下来，用强效的爱洒[1]溶液（1：200）彻底擦拭靴子；解剖后，我们踏入盛有消毒剂的盆中，借助长柄刷清洗靴子。之后，我们依次脱下防护罩、工作服、手套和靴子。在使用酒精对裸露的手部进行二次消毒后，我们回到主院（非鼠疫区）。在这里，我们将纱布口罩扔到一个特制的容器中，利用百里香酚（thymol）溶液（0.1%）或硼酸（1：40）清洁嘴巴，洗手、洗脸，换回日常服装。整个过程没有想象中的那么长，因为会有一个经过训练的助手帮忙穿脱装备。当工作服等装备被明显污染后，比如尸检后，它们会在第一时间被扔入有特殊标识的盆子里消毒。此外，我们会将它们挂在户外晒太阳，在当天晚上用福尔马林消毒，第二天再使用。工作人员每天晚上都要洗个热水澡，或者至少彻底清洗身体的上半部分。

1 爱洒（Izal），一种消毒药物的商品名。——译者这些措施对所有工作人员都是强制性的。助理人员都配备有结实的橡胶或皮革手套，并且在他们的工作性质允许的情况下，我们还为其提供了结实的帆布连指手套。负责尸检的医生（我们在工作时总是尽可能轻装上阵）戴着两层手套——内层与长袍紧绑在一起，外层则是专门为尸检准备的长手套。

对于负责消杀和埋尸的团队成员，防护措施的规定与医院助理人员相同。他们被警告要尽可能避免触碰尸体或明显被污染的物品，并且只使用分发的特定工具。

我们主要依靠酒精作为消毒剂。根据实验和工作经验，我们认为，酒精是肺鼠疫疫情中最好的消毒剂。这种消毒剂的成本并不高，因为工业酒精具有相同的作用，而且需要的量很少。酒精的一个潜在缺点是它的易燃性，但在疫情期间，它主要在开放通风的地方使用。

在回顾个人预防肺鼠疫的措施时，我们必须承认上述推荐的方法中没有一种能确保不会感染。但明智地结合所有可用的方法将产生最令人满意的结果。

鼠疫口罩：个人防护装备在防疫中的视觉显现 *

［英］克里斯托·兰特里斯
赵怡晨　译

在香港主要报纸《南华早报》周日刊的封面上，一个棉质口罩以对角线构图横跨白色圆圈，被“印戳”在上面。在幽暗的血红色背景上，在“印戳”的醒目视觉装置之下，我们能够交替读出三种新型传染疾病的不祥缩写：H7N9（禽流感），SARS（非典型性肺炎）和MERS（中东呼吸综合征）。它们排列着，就像是厄运的基因序列。这一奇特的视觉组合充当了流行病学意义上的“停止”标志。2013年12月1日，《南华早报》的封面标题用较小的字体解释道：“压力和紧张。香港和病毒永不停息的斗争。”这一期的封面故事，与同年

* 原文刊载信息：Christos Lynteris, “Plague Masks: The Visual Emergence of Anti-Epidemic Personal Protection Equipment”, *Medical Anthropology*, Vol. 37, No. 6, 2018, pp. 442-457。

纪念香港 SARS 疫情十周年的类似专题文章一样，包含了引人注目的图像。大多数图像捕捉到的在不同场景中的人物，都戴着各种各样面部使用的个人防护装备（PPEs），如：“北京疾控中心的一名工作人员穿上防护服”[1]；一个七岁的女孩（北京首例人感染 H7N9 禽流感病例）戴着蓝色的外科口罩，和她的玩具兔子一起躺在病床上，还有一个戴着护目镜和橡胶面罩的“怪人”正直面着镜头；“一位麦加附近的朝圣者戴着口罩，以避免感染中东呼吸综合征”；五位戴着头巾和护目镜、身着白色防护服的“卫生工作者在加德满都附近的一次扑杀行动中抬走装有死鸡的袋子”。[2] 将这些图像放到一起，口罩便充当了一种意义层累的次级能指符号（second-order signifier）。通过将新型病原体组装、整合为一种切实存在的生存风险，这一图式实际上也为控制“下一场大流行”的科学手段提供了辟邪式的承诺。

无论是出于纪念“非典”，还是为了让香港居民准备好面对劳里·加勒特（Laurie Garrett）所称的“逼近的瘟疫”[3]，出版物中的口罩似乎具有某种护身符性质，使人类能够在大流行的“世界末日”边缘坚持下去。与此同时，自 2003 年全球 SARS 疫情暴发以来的十五年间，个人防护装备在传染病防控中的作用和效力如何，也成为科学界激烈辩论的话题。近来情况更是如此，因为在埃博拉疫情暴发的背景下，个人防护装备的预防效力和使用风险受到检视。[4]

对这一话题的讨论也与对流感[5]、肺结核[6]、SARS[7]等空气传播疾病的研究有关。同样盛行的还有大量行为科学和社会科学的研究，关注公众对防疫口罩的看法以及其社会影响，或者更笼统地说，是关注在流行病背景下用于限制传染的口罩。[8]

无论是对于不同面部佩戴设备的实际保护能力，还是对于其社会及文化影响，这些研究都提供了重要的见解：它们既是面临传染病或大流行威胁时抵挡空气传染的第一道防线，又作为有形物质载体提醒人们减少感染是公民的义务。然而令人困惑的是，这些对防疫口罩（或在流行病中使用的口罩）的研究却几乎都未从“面具”（mask）一词的角度考虑这一问题。[1]

在本文中，我着力回答这个被忽视，但在人类学意义上相当重要的问题：盖住面部或面部孔窍的防疫装置，应当被视作科学语境中的面具吗？又或者我们应该将此名称简单地视作传统的延续？在流行病学语境中研究这类面部佩戴技术的使用和发展时，我们是应该完全接续关于面具的人类学文献，还是转而从其他民族志学、符号学或社会理论领域中寻求理解这一现代生物医学现象的工具？

作为物质文化的体现和身体技术的组成部分，面具

1 本文在多个意义上使用“mask”一词，结合具体语境将之译作“口罩”“面罩”“面具”等词，请读者注意其中可能存在的双关语义。——译者

在不同时间和空间的广泛社会中扮演了至关重要的角色。从弗朗茨·博厄斯（Franz Boas）和马塞尔·莫斯（Marcel Mauss）到克洛德·列维－斯特劳斯（Claude Lévi-Strauss）和阿尔弗雷德·盖尔（Alfred Gell），主流人类学家和人类学流派致力于在其民族志文本中分析面具，并将其看作一种跨越人类社会文化的实践进行比较研究。尽管他们的研究存在显著差异，但是他们的研究进路可以说都是基于将面具视作关乎身份或更广义上的人格及其转变的物质和技术。[9] 不管这些研究的重点是面具如何在代际更迭相关的仪式上产生影响，[10] 还是面具如何沟通生者与其祖先或动物的灵魂，[11] 这些关于面具和化装的研究都集中于符号学和“类型转换”[12] 的表演性。正如伊丽莎白·汤金(Elizabeth Tonkin)[13] 所指出的，面具——被视作“行动中的面具”——所带来的反转、矛盾或悖论成为一种变革潜力，尤其是借助面具的主要物理操作，即遮住人脸，来达到这一变革。莫斯则已经阐明，汤金提出的“面具事件”（mask event）的核心功能是“通过隐藏来揭示”，因为面具“提供了一种媒介来探索规范的边界，也提供了一种手段来研究外观在变化过程中造成的问题”。[14]

基于上述人类学的方法，我意在考察1910—1911年东北肺鼠疫时期出现的个人防护用具，讨论面部佩戴的个人防疫装置是否应当被视为一种面具。我将通过这项研究说明，这项发明不仅具有面部佩戴用具以阻止感染这一细菌学上的意义，而且使那些环绕口鼻的布料织物成为类型转换的媒介——在这一转换中，佩戴者成为“卫生现代性”[15]中的“理性”臣民。我认为，个人防护装备的出现与科学时代中面具及其符号意义的转化密切相关——这本质上是一个不可简化的视觉过程，即使未体现防疫活动的仪式化，也彰显了现代防疫技术的核心，即一种以设计为驱动的主体化（subjectivation）潜力。

鼠疫口罩的出现

1910年秋天，死亡率百分百的东北鼠疫暴发于中俄边境城镇满洲里，并很快沿着铁路向南传播到哈尔滨和其他东北城市，引发了危机。它在临床上表现为肺炎，并通过空气在人群中传播。鼠疫使彼时控制着东北的不同地区的中、日、俄三国陷入了一场长时间的生命政治和地缘政治斗争当中。[16]

这场危机不仅涉及三个帝国，还有外国使馆的医生、传教士，以及从菲律宾赶来的美国医学代表团（由理查德·P.斯特朗率领）和清政府任命的防疫总医官——出生在槟榔屿、毕业于剑桥大学的华裔医生伍连德。伍连德所要面对的斗争不光针对疾病本身，还包括地方利益、帝国冲突和更为广泛的社会对立。伍连德采纳了一种大胆的理论，认为这种疾病的传播不需要非人类媒介（比如跳蚤）——而敌方日本的科学家认为需要——而是通过空气直接在人与人之间传播，[17] 这便是它具有传染性的原因。

尽管自此次鼠疫疫情的十五年前在中国香港和印度暴发第三次鼠疫大流行以来，就已经有了针对肺炎案例的临床观察，但鼠疫可以通过空气传播仍然是一个新颖的观点。这一观点还动摇了当时刚被接受不久的理论，该理论主张，这种疾病的传播就算还有其他方式，最主要的也是通过老鼠和老鼠身上的跳蚤来进行的。伴随着新解释的出现，一种防疫技术开始发展和扩散——这便是伍连德积极宣传的个人发明“防鼠疫口罩”。这一发明类似于外科中新出现的面部佩戴保护装置（一般追溯到1897年 [18]），但是为了能够在酷寒的东北冬天进行户外工作，不让口罩掉下来，一般有更多保护层数和更复杂的绑定过程：

> 该口罩以两层纱布包裹一块6英寸乘4英寸的扁平长方形脱脂棉为基础结构。将商店供应的普通外科纱布（9英寸宽）剪裁成长条状，每条长3英尺，即可轻易制成。接下来，将每条纱布带子纵向重叠，以便在中间放上4英寸乘6英寸的平整棉绒，在纱布的两端各制两个切口，每个切口长15英寸，从而将垫片延伸成

一条三尾纱布绷带，中间的棉绒覆盖呼吸道口。一侧的上尾带应当环绕耳朵上方的头部区域，并与对应的另一侧尾带相系。下尾带应以相同的方式绕过耳朵下方与另一条下尾带相系，而中间的尾带应当穿过头顶，以便固定垫片并防止其从脖颈滑落。[19]

设计这种口罩意在方便各种医疗人员及相关工作人员。他们在各种各样的场景下工作，诸如鼠疫医院、尸体露天焚烧场，以及移送、保护和检查鼠疫接触者的工作情境中。它也应当被用于病人、接触者，并尽可能用于所有受影响的人群。这是这种传染病控制手段的首次应用尝试，后来直到1918年流感大流行期间，类似措施才在全球推行。1[20]

伍连德的空气传播理论并不是没有引发异议。他在后来的自传中对自己的经历进行了英雄式的讲述，其中塑造了一个反对空气传播理论和防疫口罩的邪恶形象——热拉尔德·梅尼医生（Dr. Gérald Mesny），一个具有丰富的对抗鼠疫经验的法国医生。伍连德以第三人称的视角描述了他们之间的对峙：

伍医生坐在一张带有坐垫的扶手椅上，尝试用微

1　在东北第二次肺鼠疫流行期间（1920—1921），伍连德作为东三省防疫事务总处的总办，监督生产并给普通民众分发了6万个口罩。——作者

笑化解分歧。这个法国人则很激动，不断在这个燥热的屋子里走来走去。突然，他无法再控制自己，他威胁性地朝着伍医生举起双臂，瞪着双眼，大声说道：“你，你这个中国佬，你怎么敢嘲笑我，你怎么敢反驳你的前辈？”[21]

根据这一“爆发叙事”1[22]，梅尼随后在没有佩戴伍氏口罩的情况下前往鼠疫医院工作。结果他染上了鼠疫，几天后就去世了。这就导致伍连德的理论被广泛接受，同样被接受的还有这种新型预防用具——“几乎街上的每个人都戴着某一种样式的口罩”。[23]

我们应该谨慎对待这个故事，它并非不证自明的历史证据，而是作为个人防疫防护用具的口罩的构成性神话的一部分。对于伍连德来说，后者不仅在传染病控制上扮演关键角色，更重要的是，也有助于遏制对手在医学裁决权上的野心。1911年4月，在奉天万国鼠疫会议上，与会者讨论了关于疾病性质和阻止疫情传播的各种理论。这实际

1 普里希拉·瓦尔德（Priscilla Wald）创造了“爆发叙事”（outbreak narrative）这一术语。她认为传染病的“爆发叙事”是一种对流行病的叙事方式，人们往往通过对以往疾病的“爆发叙事”来理解和应对流行病的出现，因此这一叙事深刻影响了科学家和公众的认识，并塑造了对疾病和社会转型的态度。同时，“爆发叙事”往往遵从相对固定的“情节”或“公式”，如以超级传播者的出现开始，以探明流行病的来源、传播手段等问题和遏制流行病传播结束。——译者

上决定了哪个帝国足够现代，从而能够拥有东北的主导权。会上，伍连德为国际代表展示了一本精心制作的摄影集，题为《哈尔滨傅家甸防疫摄影集（1910年10月—1911年3月）》(*Views of Harbin [Fuchiatien] Taken During the Plague Epidemic, December 1910-March 1911*)。[24]

哈尔滨的景象

伍连德的摄影集包含了61张照片，每一张单独成页，并带有中英文题注。它与俄国人、日本人的类似摄影作品构成了一种竞争关系。摄影集采用了令人印象深刻的视觉技巧：从一系列对哈尔滨的鸟瞰开始，镜头似乎越来越深入这个受难的城市；全景式的图像消失了，镜头聚焦于傅家甸苦力社区内部的黑暗幽闭之景。在这之后，这个摄影集描绘了伍连德领导下的中国人的防疫措施：焚尸、隔离、实验室工作、数据统计、挨家挨户检查、接触者隔离、消毒、流动救治、援助穷人，其中最引人注目的是焚烧那些被认为滋生鼠疫的地方。

在这本摄影集中，口罩从头到尾都如此突出，甚至我们可以声称，口罩才是伍连德的摄影叙事的中心，而不是别的什么事件、措施、社会群体或个人。在这61张照片当中，有47张是人物摄影，其中又有32张拍的是戴着口罩的人（都是男性）。镜头中一共有230个人戴着防疫口罩，他们无一例外都在摄像机前摆好姿势，而且往往是一大群人紧紧地挤在一起。但是“鼠疫斗士”[25]军团并非被口罩隐藏，而是通过口罩来显示自身。这是因为相册照片在冲洗复制时经过棕色调处理，白色口罩在其中创造了引人注目的人像效果：不戴口罩的人（大多是正在被隔离或前往隔离所的密切接触者）往往与周围的城市景观融为一体，而口罩的白色轮廓与之形成了强烈的对比，使伍连德的抗疫大军更加突出。从丧葬苦力到重要的医生，几乎所有伍连德手下的工作人员都戴着口罩，这便形成了一种视觉对比，强调了对抗疾病的统一战线。

这种整齐划一的口罩奇观既体现在单独的照片里，又贯穿在整个相册中。例如，图2-1所示，第23张照片“第三区防疫执行处员役”展示了两排戴口罩的抗疫斗士：前面一排是身穿实验室大褂的医生和他们的助手，后面一排是穿着连身工作服的“苦力”和马车夫。与之类似，第27张照片“第四区员役”刻画了三排戴口罩的人：第一排是戴着口罩、穿着实验室大褂的医生和助手，第二排是戴着口罩、穿着制服的警察，第三排是戴着口罩、穿着连身工作服的苦力，其中一些苦力站在一辆殡葬车或救护车上。

统一戴着白色口罩的景象，模糊了疫情防控过程中不同阶级和职业之间根深蒂固的不信任感，以及这种不信任感的实际体现。这一景象也突出了伍连德的卫生模范军与其社会“背景”之间的反差——“背景”以傅家甸的脏乱街道转喻了感染者和接触者的落后。这种视觉模式与伍连德将鼠疫归咎于移民苦力的整体策略相一致，即伍连德认为移民苦力（尤其是山东人）是鼠疫传播的原因，这包括鼠疫从原生寄主（西伯利亚旱獭）传播到人类，以及在人类当中的三阶段的传播路径：先是在满洲里这一旱獭狩猎中心地区里，苦力居住的不见天日的地下棚屋，然后是在开往南方的拥挤的三等火车车厢，最后是在傅家甸这样阴暗拥挤的苦力贫民窟里。[26] 伍连德的摄影不仅仅是说明性的，而且从视觉上构建了一种基于阶级的病原学，进而支持了中国在东北的主权。他将中国统治阶级从疫情灾难的责任中解脱出来，转而将责任推向另一种人类学类型上的人群——这些已经被东北舞台上的国际参与者视作应对疾病的产生和传播负责的人：苦力。

在构建这一鼠疫图景的过程中，伍连德调动了自1894年香港暴发第三次大流行以来，全球鼠疫摄影中已经发展起来的修辞术。其中最重要的是，戴着白口罩的“鼠疫斗士”与阴暗的棚户区之间所形成的视觉对比。这与戴维·诺克斯·格里菲斯（David Knox Griffith）在香港鼠疫中拍摄的照片如出一辙。后者的作品主题包括什罗普兵团（Shropshire Regiment）的“洗太平地大队”（Whitewash Brigade）

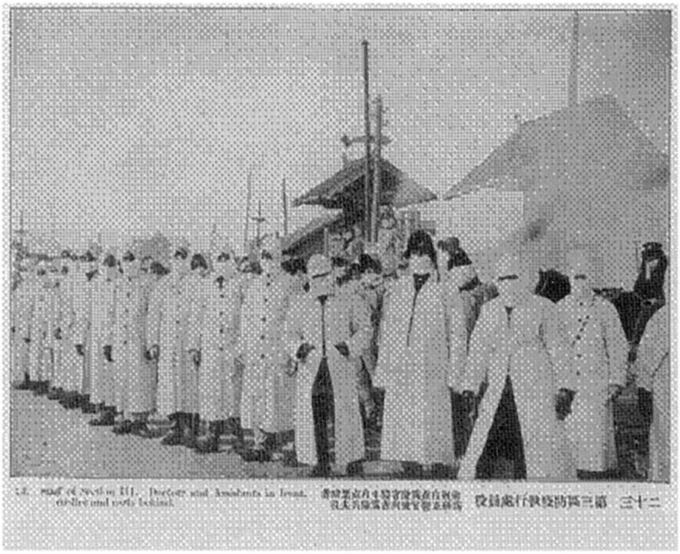

图2–1 “第三区防疫执行处员役，医生和助手站在前面，苦力和推车在后面”[27]，李约瑟研究所提供

疏散中国工人阶级家庭，并在街上焚烧据说有传染性的物品来“净化”太平山街区。[28] 在这些照片当中，身着白色制服和白色头盔的英国士兵被描绘成一种净化的力量。历经全球各地大众媒体的复制传播（包括摄影和石印版画），士兵成了偶像般的人物。[29] 正如白锦文（Robert Peckham）指出的，这些照片帮助构建了爆发叙事，其核心是种族象征性和“色彩编码”（color-coding）：

> 构图中“白色”的志愿者对抗从土著家庭渗透出来的“黑死病”威胁。这种黑白的疾病图像与19世纪90年代的新闻报道遥相呼应：当时的报道将对抗病原体的战斗想象成一场激烈的边界冲突，而这发生在白人军队和黑色的携带细菌的原住民之间。[30]

在1894年香港鼠疫照片当中，控制疫病在视觉上成为一场文明之战、种族之战，敌人则是病菌和中国的落后之间所谓的不可分割的联系。伍连德使用了具有英国殖民性的视觉修辞，去描绘十七年之后他在东北的抗疫工作。由此，他尝试说明中国现在如何具备了有效对抗这种联系的能力。这时，这种联系不再与殖民势力控制下的种族有关，而变为与阶级有关。

我们应当从摄影集中得到这样的结论：伍连德并不是在鼠疫成因以及抗疫模式已经得到确认之后，简单地把口罩作为道具来绘制疫情的特写，而是围绕防疫口罩制作了这个影集，将之作为国家组织的医学理性和卫生现代性的视觉体现。从这个意义上说，伍连德的口罩摄影带来了传染病经验结构的改变，这既促进了中国在东北的主权维护，也开启了中国的生物政治学时代。这令人想起了阿甘本（Agamben）对霍布斯《利维坦》（*Leviathan*）封面上两个鸟嘴瘟疫医生的评论——将瘟疫定义为混乱之母（自修昔底德以来便是西方政治思想的催化剂），不仅仅是将“治疗”与“治理”相等同；或许，更中肯地说，是将“控制”与“国家身体政治”的构成相等同。1[31]

理性的转变

并不是只有伍连德是空气传播理论的公开支持者，也不是只有他设计了阻止传染的口罩。20世纪初，伴随着新的卫生和生物医学技术，如消毒机器的出现，[32]防疫口罩在当时不同的设计实践、流行病学理论以及乌托邦式的卫生现代性的相互竞争、相互缠绕中诞生。在奉天万国鼠疫研究会上，方擎医生展示了疫情期间在傅家甸使用过的“超过十种不同模型的口罩”。[33]遗憾的是，这些口罩的图像没有留存至今。不过，从中国、俄国、日本、美国和法国的文本和图像资料中，能够搜集到针对不同面部佩戴用具的图像记录。其中包括所谓的“奉天口罩”（Mukden mask）和“布罗凯式口罩”（Broquet's mask）。第一种广泛用于日

1 正如金茨堡（C. Ginzburg）所指出的，《利维坦》的封面上出现鸟喙医生，应该与霍布斯对修昔底德笔下伯罗奔尼撒战争（公元前431年—前404年）期间雅典“瘟疫”段落的诠释放在一起理解，尤其是在那些将疾病描述为“所有城市中社会纽带的溶解剂”的段落。其中，霍布斯并未将混乱描述为缺乏“约束”（希腊原文为apeirgein）的结果，而是人类在神灵和法律面前缺乏“敬畏”的结果。由此，霍布斯将恐惧作为国家的基础。参见金茨堡的研究；关于《利维坦》封面上的瘟疫医生形象及其与主权和卫生之间关系的讨论，参见福尔克（F. Falk）的研究。——作者

本控制的“南满”地带，它“包括一片大约16厘米乘12厘米大、1.5厘米厚的脱脂棉片，棉片被包裹在纱布中，纱布的两段系在头后……一种多尾绷带……共有三层，绑在整个头上，用来牢牢压住口罩，使之贴紧面部，并能一次保持几个小时不动”。[34]第二种是同名法国医生发明的，他追随巴斯德的学说，并有着长期在中国南方应对鼠疫的经验。布罗凯最初“受到1819年检疫医生服装的启发”[35]设计了一个用具（这在后来的出版物中误传为是受到中世纪医生的启发[36]）。但他发现这个设计并不实用，所以后来又设计了一种非常具有视觉冲击感的防疫用具——包括一个能盖住整张脸的云母面罩，另外配有骑手用的护目镜和一条带状的纱布-棉片口罩。不过正如斯特朗在奉天会议上的报告所示，伍连德的简单设计被普遍认为是最高效的。[37]

我们很难估计这些面部佩戴用具在多大程度上被医疗人员或一般大众所接受。从我们现在掌握的少量证据来看，采用它们的过程似乎常常是不同寻常的。比如在烟台，口罩被盖上了寺庙的封印，变成了一种护身符。[38]而根据巴伯和蒂格的说法，在马尼拉科学局（Bureau of Science in Manila）的细菌学实验室里，用黏质沙雷菌（*Serratia marcescens*，当时被称为灵杆菌）对“奉天口罩”进行了复杂的实验，结果证明它既不贴合佩戴者的面部，也不能隔绝细菌渗透：“东北肺鼠疫流行期间使用口罩给人以虚假的安全感，这会导致人们承担不必要的风险。”1[39]

不过，或许梅尼的戏剧性事件和伍连德的影集告诉我们的不是这些器物是怎么来的，而更多的是有关这些装置本身的一些不经意流露的真相（unintentional truth）。[40]要了解口罩作为一种防疫技术的出现和口罩直至今日的持久影响，我们应该认真看待其想象的起源。这就好比斟酌夸扣特尔人（Kwakiutl）创造面具的神话2一样：夸扣特尔人认为，“先祖蜕去皮肤，以人的形态出现”，皮肤“随后成为与先祖之名相关联的面具”。[41]只有这样我们才能开始理解，虽然口罩是一种实践性质的预防技术，在某些情况下才有效，但其物质应用总是与一定的象征功能，更准确地说是与神话（mythic）紧密相连。我认为，正是这种功能使“口罩”因其本义，成为了“面具”（mask）。

在通过人类学的视角考察这一防疫设备时，仅关注其具象化的（representational）表征功能显然是不够的，因为这只探讨了口罩在身体场域中的运作，而难以理解口罩在社会情境中的运作方式。与其他人类学家研究的面具不同，

1　无论是在1918年的流感大流行期间，还是在后来中国暴发鼠疫的背景下，人们对口罩功效的怀疑一直妨碍着口罩的应用。感谢弗雷迪·斯蒂芬森（Freddie Stephenson）让我注意到证明后者的历史材料。——作者

2　夸扣特尔人是居住在加拿大不列颠哥伦比亚省沿海地区的印第安人，最早有28个部落，全部讲夸扣特尔语，如今则以讲英语为主。列维-施特劳斯等人曾结合神话故事对夸扣特尔人的面具展开人类学研究，参见列维-斯特劳斯著，张祖建译《面具之道》，北京：中国人民大学出版社，2008年。——译者

口罩的形态不是拟人的，也不是动物形或神兽形的。换句话说，口罩并不呈现、模仿或塑造任何与佩戴者无关的实体的物理特征，而人类学意义上的面具则试图呈现、模仿、驯服或掌控佩戴者个人或集体的身份特质。然而，即使防疫用的面部佩戴装置是非表征性的，它们也仍然可以与人类学家研究的面具一样，参与某种力量的调用（invocation）、体现（embodiment）和操纵（manipulation）：在这里，这力量便是**理性**（reason）。

我建议将东北鼠疫中的防疫口罩的出现视作一个辩证意象（dialectic image）。按照瓦尔特·本雅明（Walter Benjamin）的观念来说，口罩像一个“开关”，既能“捕捉转瞬即逝的现象”，也能“激活僵化的事物”。[42] 这里或许值得提起关于可逆性（reversibility）的批判理论假设。根据这个假设，用布鲁斯·卡普费雷尔（Bruce Kapferer）的话来说，理性主义的产生“有助于造就所谓的非理性主义，而后者正是理性主义所遭遇并常常尽力控制的”。[43] 换言之，如果从历史和民族志的角度将口罩的产生看作一种抗争性的医学理性主义的象征，那么我们或许可以理解为什么“口罩恰恰在它的现代性与世俗性之间，摇身一变成为古老而又奇异、原始而又神秘的存在”。[44] 口罩不仅仅是一件保护佩戴者免于感染的装置。它把佩戴者及其所处的社会环境卷进医学理性和卫生现代性的表演之中。口罩的效力依赖于唤起一种想象中的过去——主要是在欧洲长期对抗黑死病的斗争中，逐渐接受和理性化这类个人防护用具的过去。

神话起源

现如今，个人防护装备的图像随处皆是，比如在西非埃博拉（Ebola）疫情期间所使用的装备的图像，而这样的图像旁边往往还同时展示着早期现代的“瘟疫医生”的形象：穿着标志性的服装，戴着鸟嘴面具（常常被误传为“黑死病”或中世纪的医疗设备[45]）。大众科学多种多样的视觉修辞都将“鼠疫医生”（plague doctor）的装束看成是所有用于消灭埃博拉或其他新生病原体的装备的祖先。然而，这一流行文化符号可能会让我们忽视，部分个人防护设备在世纪之交出现时，对防护装备的谱系的想象已经内嵌其中。这种普遍存在的神话历史与这样一种观点有关，即通过腋窝、腹股沟和颈部的淋巴结是否肿胀可以识别是否感染鼠疫，但黑死病（1346—1353）作为典型的“大流行”疾病（“pandemic”一词在19世纪晚期被首次系统使用[46]），其特点则是肺炎。这一观点不仅有赖于对那些记载有肺炎症状的历史文献的解读和强调，也源于对文艺复兴时期“鼠疫”绘画的回顾性解释。这些绘画描绘了一致的情景：人们靠近患病者，同时用可能喷了香水的手帕捂住口鼻（参见普桑［Poussin］《阿什杜德的瘟疫》［*The Plague of Ashdod*］，详见下文）。[47]

在1926年为国际联盟撰写的肺鼠疫权威专著中，伍连德追溯了“口罩的历史”，试图将自己的发明描述为鼠疫预防在曲折进步过程中的最后阶段。这一发展历程包括17世纪夏尔·德奥姆（Charles de l'Orme）的发明——鼠疫医生的面罩和服装，也就是著名的鸟嘴医生装束。根据米歇尔·德·圣马丁（Michel de Saint-Martin）的回忆录，德奥姆作为路易十三的宫廷医生，在1619年巴黎瘟疫暴发期间用羊皮革（绵羊皮或山羊皮）制作了这套服装，耳鼻处带眼镜的面罩（也是用羊皮革制成的）含有大蒜和芸香，这样“坏空气”就可能很难穿透它们并使执业医生感染瘟疫。1[48] 如果伍连德能把这个标志性形象直接关联到19世纪晚期的装束，那么其他口罩的作者，如布罗凯，[49] 也能通过许多图像资料辨别出鼠疫面具或口罩的“延续性”。例如德·特鲁瓦（de Troy）的《1720年马赛鼠疫》（*la peste en Marseilles 1720*），或者米科·斯帕达罗（Micco Spadaro）绘制的1656年那不勒斯鼠疫中的《莫卡特罗广场》（*The Piazza Mercatello*），据说《莫卡特罗广场》描绘的传染病患群体中

1　一个世纪后，在瑞士医生和炼金术士让·雅克·曼赫特（Jean Jacques Manget）1720年关于鼠疫的论文中，一件类似于德奥姆服装的服装出现在一幅著名的瘟疫医生蚀刻版画中。——作者

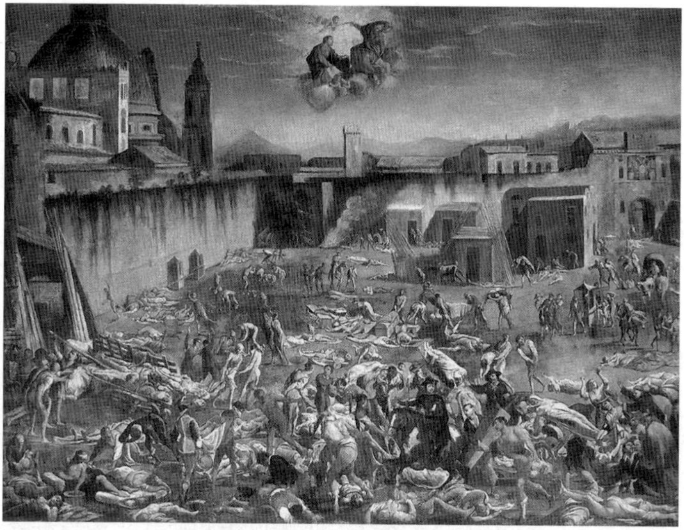

图2-2　米科·斯帕达罗《莫卡特罗广场》

有四个蒙住脸的人。[1]

这种叙事方式追溯了发展缓慢但是不断前进着的医学理性——不断发现，不断启迪，以至于尽管这些实践中的病原学框架[2]已经被认为是完全错误的，实践本身仍被视作包含了理性的种子，而理性是人类不可剥夺的特征。在这一根据图像标记的时间线上，可以看到抗鼠疫口罩的类似

1　20世纪早期的鼠疫专家（如布罗凯）怀疑，梅尔希奥·富斯利纳斯（Melchior Fuesslinus）所绘之1720年的马赛鼠疫医生只不过是一幅德国漫画。——作者

2　这里指鼠疫医生所依赖的瘴气论（miasma theory）。——译者

应用贯穿了整个19世纪。例如安托万·巴泰勒米·克洛－贝(Antoine Barthélemy Clot-Bey)[1]在1840年关于埃及鼠疫的书中有一张凹版印刷图，其中描绘了1819年马赛检疫所中一名医生的服装——这也是布罗凯"口罩"实验的灵感来源。[50]

在这里我们应该暂停一下，认真地考虑上面这个例子，因为克洛－贝对这些服装的认识与20世纪初将其作为东北防疫口罩起源的引述[51]之间存在巨大的差异。克洛－贝这位法国医生在书中绘制了一幅观感阴郁的服装图片——穿戴着厚木底鞋、油布手套和上蜡的亚麻衣服。在他看来，这一装束与1720年"怪诞的"鸟嘴医生相比几乎没有什么变化——甚至现在在接近病人时还要拿着一根棍子。[52]他认为，这不仅荒谬，而且可能有害：

> 想想看，这副鬼魂般的外表会对患病且胆怯的心灵产生什么样的影响。当外科医生穿着这套服装准备手术时，那些不幸的病患除了把这些本该安抚他们的人看作恐怖可怕的对象，还能怎么看呢？

我们不应该只是把这段话当成一种对于恐惧力量的诗

1 安托万·巴泰勒米·克洛－贝(1793—1868)，法国医生，后来前往埃及从事医疗行政和医学教育工作，并多次参与对鼠疫和霍乱的斗争。——译者

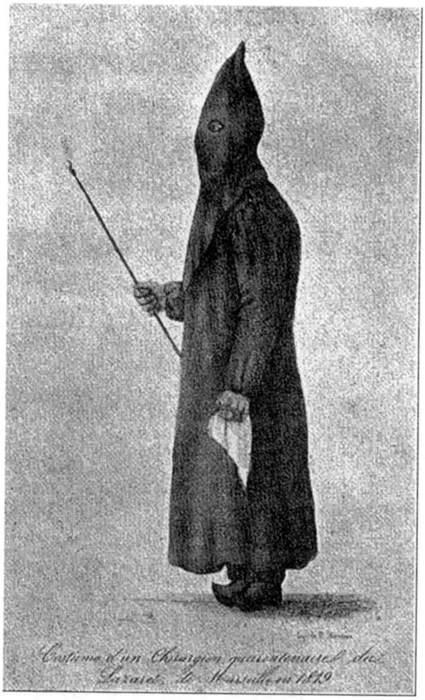
Costume d'un Chirurgien quarantenaire du Lazaret de Marseille en 1819

图2–3　鼠疫医生的服装："1819年，马赛检疫所的一名隔离外科医生的服装"，最初出现在克洛－贝的书中（1840）。惠康博物馆提供

意再现，也应该从认识论的角度加以理解。也就是说，当时人们普遍认为，"想象"是导致鼠疫的原因之一。正如巴克（Barker）所指出的，这一观点在文艺复兴时期得以确立。[53] 在1656年罗马的鼠疫中，用当时传染病院总干事杰罗尼莫·加斯塔尔迪（Geronimo Gastaldi）的话来说："仅仅是对瘟疫的恐惧就足以诱发鼠疫。"[54]17世纪，这种对鼠

疫致病性、由恐惧诱发的鼠疫想象和鼠疫易感人群类型的关注，受到了阿塔纳修斯·基歇尔（Athanasius Kircher）等权威人物的认可，这些关注也与体液论及帕拉塞尔苏斯派（Paracelsus）对人体的理解有着错综复杂的联系。[1]如巴克所言，它们在鼠疫视觉文化的形成过程中发挥了关键作用，比如普桑所绘的《阿什杜德的鼠疫》（*La Peste d'Asdod*，1630—1631）不仅呈现了疾病，也起到了预防鼠疫的作用：通过模拟净化的过程，重新将"人内心的恐惧和遗憾投入到一幅基于悲剧诗学而创作的画作上，由此带来的悲伤情绪，可以提供一种人造且无害的情感宣泄"。[55]这一框架在18世纪与19世纪之交仍在运作，特别是在拿破仑时期的医学中。这一点在格里格斯比（Grigsby）对安托万-让·格罗（Antoine-Jean Gros）的巨幅画作《拿破仑探望雅法的鼠疫病人》（*Les Pestiférés de Jaffa*，1804）的分析中表现得很清楚。这幅画描绘的场景是：在一座被改建为医院的清真寺里，拿破仑探视罹患腺鼠疫的法国士兵。格里格斯比认为，与其说这幅画体现了布洛赫（Marc Bloch）所说的"国王神迹"

1　帕拉塞尔苏斯（Paracelsus，1493—1541）：中世纪著名的炼金术师。他将炼金术与医学结合起来，对后世医疗化学影响深远，也为西方中世纪的神秘学奠定重要基础。他认为对疾病的想象和恐惧会在人体内留下某种烙印，继而引发疾病。参见 Weeks, Andrew, Paracelsus: *Speculative Theory and the Crisis of the Early Reformation*, Albany: State University of New York Press, 1997, chapter 6。——译者

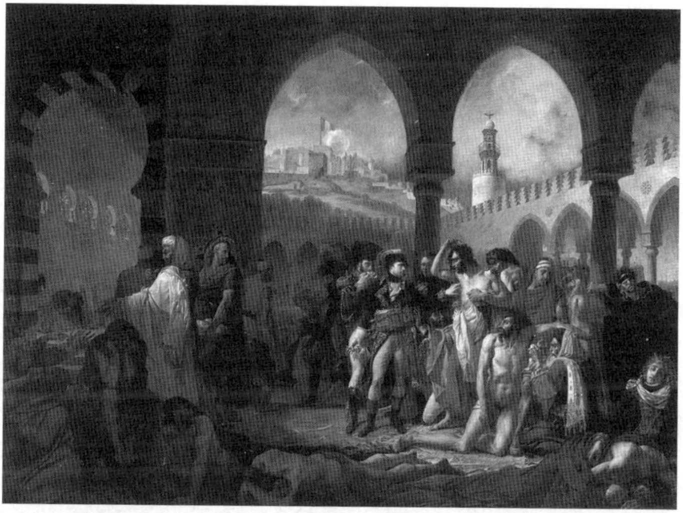

图2-4　安托万－让·格罗《拿破仑探望雅法的鼠疫病人》

（*roi thaumaturge*）及其治愈之触（healing touch）[1]，不如说拿破仑用手触摸其中一个患病士兵腋窝淋巴的举动，一方面意在证明这种疾病不具有传染性，另一方面是驱散引发鼠疫的“恐惧”。埃马纽埃尔·孔特·德·拉斯卡斯（Emmanuel Comte de Las cases）对讨论拿破仑这一事件的叙述很有启

1　法国年鉴学派历史学家马克·布洛赫在其著作《国王神迹：英法王权所谓超自然性研究》中，研究了11世纪至18世纪期间，英法国家普遍流行的一种现象，即国王通过手的触摸为患者治疗瘰疬病，民众也普遍相信国王能够治病。布洛赫认为，“集体幻觉”导致了人们对国王奇迹的信仰，这也构成了王权运行的重要基础。参见马克·布洛赫《国王神迹：英法王权所谓超自然性研究》，张绪山译，北京：商务印书馆，2018年。——译者

发性："鼠疫主要在想象中发源。在埃及战役中，凡是被恐惧所震慑的人都死于恐惧。最可靠的保护、最有效的疗法，是道义的勇气。"[56]

在这些关于疫情如何暴发的叙事中，多多少少都有遮掩口鼻的保护性的装置或动作。格罗的绘画也使用了普桑在17世纪确立的表达方式：其中有一个用手帕捂住鼻子的人，这便是让-巴普蒂斯·贝西埃尔（Jean-Baptiste Bessières）将军。这位将军此前是格罗的旧友，后来成为敌人。格罗着意展现其举动和惊骇的表情，是借塑造形象进行复仇。[57]克洛-贝的论著致力于实验性地重现一个关键历史事件，该事件与拿破仑对鼠疫的看法相关，与各种绘画和蚀刻版画的主题也相关——这便是拿破仑·波拿巴在埃及战役中的首席军医勒内-尼古拉·迪弗里什·德热内特（René-Nicolas Dufriche Desegnettes），用鼠疫患者的腋窝淋巴结的脓液进行自我接种——这一壮举旨在证明鼠疫不具传染性。[58]如果说在东北鼠疫的语境中，克洛-贝那卷书中的装束是抗鼠疫口罩的模型或前身，那么在它原本的语境中，这种装束则被视为疾病的潜在原因，而非预防方法。

我并非想要推翻在1910—1911年逐渐建立起来的防疫口罩谱系。相反，我想要强调，该用具作为"理性的口罩"（mask of reason），其前提是重新定义何为理性、何为非理性。如果口罩能够保护医生和一般大众免于鼠疫，这可能是因为它不仅阻止了病菌进入人体，而且将公众从迷信愚昧的乌合之众转变为了开明卫生的国民群体：这个群体理解了疾病的传染性，并往往接受应对疾病的严厉的检疫隔离措施。

个人防护装备的设计不仅是要在穿戴它的个人身上实现一种转换（transformation），也是让社会在整体上接纳它和它背后的原理。在这个意义上，口罩可以被恰当地称为面具——它不仅仅阻断了病菌，而且催化了从一种存在方式到另一种存在方式的转变，从非理性到理性的转变。

因此，当烟台的苦力通过寺庙的封印把口罩变成护身符时，便出现了亵渎（profanation）（口罩）的效果。[59] 与之相似的例子还有在送瘟神仪式上使用石炭酸消毒剂，[60] 这被视作对医学科学的理性工具的嘲弄。这些行为消解了口罩的转换功能——也就是它的面具功能——而将之化约为一片绕住口鼻的布料。事实上，这里的口罩还不如普桑所绘之阿什杜德遭瘟居民盖住鼻孔所用的布，也不及米歇尔·塞尔（Michel Serre）所绘之《拉图雷特在1720年的鼠疫景象》（*Scène de La peste de 1720 à La Tourette*）中的下葬工人脸上裹着的布。因为在后面两个例子中，实践当中仍然潜藏着理性；而在苦力令人生厌的仪式当中，实践拒绝了理性本身。[1][61]

回顾当代人类学有关医疗卫生设备的持续论争，我认为烟台事件说明了在传染病控制技术的出现过程中，蕴含了彼得·雷德菲尔德（Peter Redfield）所说的“保卫健康的切实期望”[62]。但与此同时，它也夸口承诺可以带来人类学意义上的乌托邦式“转换”：这一转换使得真实期望与乌托邦愿景之间既能相互推动，又具有等级分殊。不论我们想不想将这些设备看作卫生或生物医学（或是生物医学的部分前史）中使用的“小型工具”（gadgets），这个便携的防疫技术都代表了一种简易的、易于复制的和可延展的设计。它在三个相互关联的层次上运作：（1）一种据称万无一失的方式，用于阻止鼠疫的空气传播感染；（2）一个不容置疑的，支持了中国科学主权的“上镜”证据；（3）一种视觉与物质上的中介和转换器，将中国人转变为生物政治学意义上的人口。尽管这三个方面对于这一防疫技术的出现来说，是缺一不可的。但只有三者之间的关联，或者说它们的运作，[63]才使该技术成为面具。抽离其中任何一个方面，都会重蹈烟台的“覆辙”——可能使口罩降格为一种纯粹的保护手段，而剥夺了其政治、神话和更广泛意义上的表演功能。

1　这一事件也凸显了在医学现代化主义者眼中的“‘苦力’不仅仅是技能不足或退化的，他们在文化上也具有传染性：对于中国卫生现代化所使用的手段来说，他们的碰触被想象为具有使之退化的力量”。——作者

结论

在1910—1911年东北鼠疫的背景下出现的防疫口罩，是卫生现代性的标志，也是其催化剂；不仅是理性的化身，而且是人类以理性方式存在的详细阐释（改写自盖尔［Gell］的话[64]）。防疫口罩出现至今已有一百多年，但规模生产、应用的产品在材料和外观上基本没有改变。那么问题来了：口罩还是一种面具吗？

这个问题最好借助具体案例中的民族志加以解答。这些案例包括中国香港或中国内地的“非典”、西非不同地区的埃博拉疫情，或全球各地的流感，等等。就像本文开头提到的例子那样，个人防护装备在媒体中的运用具有持续的潜在效能。作为工具、标志和界限，个人防护装备处于一个不稳定，但富有创造性的位置：一面是人类摇摆不定（若未完全绝望）于理性中的自我实现，一面是在科学主导下针对无形生存风险的持续斗争。如此一来，这些设备不断地被重新发明为面具——一种类型转换装置，旨在让人类在世界末日的边缘坚持下去——这末日便体现在“下一场大流行”的幽灵中。当“鼠疫口罩”被描绘成阻挡即将到来的致命病毒的最后一道屏障时，我们也被其转变为居住在自我灭绝之悬崖边缘上的物种。

“伍氏口罩”的由来*

张　蒙

1911年1月25日，英国传教士医生嘉克逊（Arthur Jackson）在奉天参与防疫时不幸感染肺鼠疫去世。他毕业于剑桥大学医学院，专攻热带医学，去世前两个月刚到奉天的教会医院工作。[1] 他的死因随即成为一个有争议的话题，各方争论的焦点是形如颌骨绷带的纱布口罩是否可以有效隔绝传染。同样毕业于剑桥大学医学院、时任哈尔滨防疫总医官的伍连德认为，口罩能够阻隔肺鼠疫的传染，嘉克逊之所以会感染肺鼠疫，是因为他没有戴口罩或者口罩没有戴紧，导致吸入了鼠疫菌。[2] 因为同样参与奉天防疫的法国医生梅尼就是由于没有戴口罩，几天前刚刚死于鼠疫。[3] 但是嘉克逊的同事认为，嘉克逊受过专业训练，每天工作前都会非常仔细地穿好防护服和防护靴，并戴上口罩、防

* 原文刊载于《近代史研究》2021年第2期，第148—159页。

护头罩和手套。嘉克逊的朋友还展示了他参与防疫时全副武装的样子（图3-1）。[4]

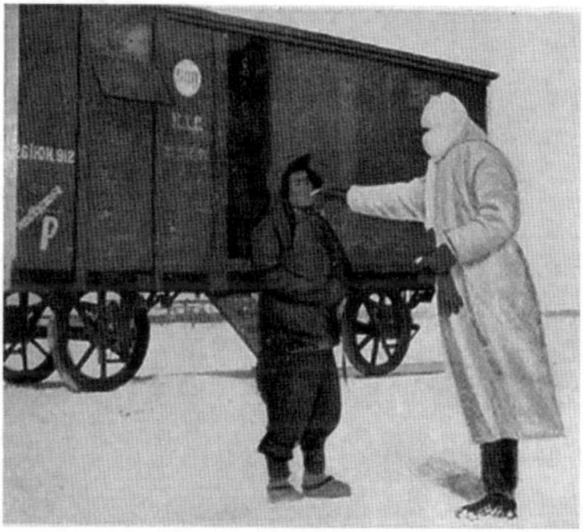

图3-1　全副武装的嘉克逊为鼠疫疑似病人量体温[5]

虽然我们无从知晓嘉克逊感染鼠疫的确切原因，但可以看出纱布口罩其实是当时防疫人员的标准配置。有些学者认为它是1911年伍连德在东北防治鼠疫时“创造”或“设计”的，因此称之为“伍氏口罩”。[6]然而，伍连德是在1910年12月24日抵达东北的。[7]如果用来抵御肺鼠疫传染的“伍氏口罩”确是一个全新的发明，那么它是如何在极短的时间内被设计出来，并获得如此广泛的认可的？

前人有关1910年鼠疫的研究，侧重于清廷的主权与帝国主义的冲突、鼠疫与近代中国卫生的制度化等角度，对于口罩等医疗器械的学术研究非常不足，[8] 且主要利用伍连德单方面的回忆录，缺乏其他材料的佐证。目前仅见的专题研究是英国人类学家克里斯托·兰特里斯从人类学的角度，分析口罩在东北作为一种现代理性的象征。[9] 遗憾的是，他也主要依据伍连德的叙述，对于“伍氏口罩”的产生过程未能提出新的见解。

与有些研究将“伍氏口罩”的历史追溯至19世纪末出现的外科口罩（surgical mask）不同，[10] 本文认为，在器物层面，“伍氏口罩”与英国人发明的呼吸器（respirator）有直接的承继关系。这个原本被用作调节病人呼吸的发明，在19世纪后期被细菌学家“挪用”为预防肺鼠疫的常规防护装备。在命名上，英文“mask”（口罩）一词取代“respirator”（呼吸器）在中国的使用，离不开西方医师（尤其是英美医师）在1911年万国鼠疫研究会上的推动。然而，这也导致中国本土医师话语权的丧失，口罩因而被时人看成是西方人的杰作。直到20世纪20年代，伍连德声称防疫口罩为其所“引入”和“发明”，“伍氏口罩”于是诞生。

一、20世纪初的“鼠疫预防器”

呼吸器是19世纪30年代英国医师朱利叶斯·杰弗里斯（Julius Jeffreys）发明的，多为锥形或半球形，由铁线定型，中间缝以纱布或丝绸。[11] 起初，呼吸器只是给患有呼吸道疾病的人使用的，帮助他们调节吸入空气的湿度和温度。19世纪后期，英国的呼吸器经由德国医疗器械商的推广，以日文“レスピラートル”或“呼吸器”的名称进入日本医疗市场。[12] 呼吸器传入中国的历史可能较日本更早。至少在1866年，德国来华传教士罗存德（Wilhelm Lobscheid）的《英华字典》已经将“respirator”译作“嘴笠、呼吸之器”。此后，1884年日本学者井上哲次郎的《增订英华字典》亦将其译为“嘴笠、呼吸之器”；1908年颜惠庆等编的《英华大辞典》译为“嘴套、呼吸器”；1908年高似兰（Philip B. Cousland）主编的《医学辞汇》译为“口滤、嘴笠、呼吸具”；1911年卫礼贤（Richard Wilhelm）的《德英华文科学字典》译为“呼吸器、口滤”。[13] 不过，目前很难看到呼吸器的实际使用记录，1910年之前中国人是否曾使用呼吸器尚不得而知。但鉴于当时中日之间非常密切的人员往来，至少对于一些中国的留日医学生而言，呼吸器应当并不陌生。

1894年，日本细菌学家北里柴三郎与法国医师耶尔森（Alexandre Yersin）在香港腺鼠疫中成功发现鼠疫杆菌，但身在印度、澳大利亚和中国东北等地的医师注意到鼠疫除了腺鼠疫之外，还有另一种比较少见却更加致命的疾病形态——肺鼠疫。同样是鼠疫杆菌，肺鼠疫不像腺鼠疫依赖老鼠和跳蚤进行传播，而是通过人与人之间的飞沫传染。[14]细菌学家发现，呼吸器可以用来作为隔离飞沫和人体的工具。在20世纪初，佩戴呼吸器在全球范围内被迅速纳入肺鼠疫防疫的基本措施之中。1[15]例如，在1905年澳大利亚发生肺鼠疫时，负责防疫的英国医师均戴呼吸器。[16]1910年11月，英国地方政府委员会（Local Government Board）发布指导地方鼠疫防治的《鼠疫备忘录》（*Memorandum on Plague*），明确建议任何人与肺鼠疫患者（或疑似患者）接触时，都应采取严格的预防措施，例如使用装有棉片的呼吸器罩住鼻子和嘴部。[17]

在东亚，日本政府比英国更早地将呼吸器列入鼠疫防疫用品。[18]明治晚期，呼吸器在日本细菌学界已经成为一种“日常技术”。在1900年大阪鼠疫中，北里柴三郎携门生在检查鼠疫患者遗体时就戴上呼吸器以保护自己。[19]同期，日本国内出现将呼吸器称为“鼠疫预防器”的广告。[20]1907年，柴山五郎作在有关鼠疫防治的讲义中推荐使用呼吸器。[21]

---

1 值得一提的是，此时的外科口罩还未成为外科手术的标准配置。参见罗克伍德（Charles A. Rockwood Jr.）和奥多诺休（Don H. O’ Donoghue）的研究。

至于呼吸器究竟有多大防疫效果，这在当时似乎是一个不需要回答的问题，因为它符合细菌学对阻断传染途径的理论解释。1899年在德国召开的有关鼠疫的卫生会议上，学者们甚至认为“湿润纱布”和“头巾”等就可以起到保护的作用。[22]

由此可见，在20世纪初，在肺鼠疫中佩戴类似口罩的呼吸器已经被许多细菌学家所接受，缺乏的只是实验室的科学验证，以及较为统一的生产标准和命名。1910年肺鼠疫的暴发，为呼吸器的大规模试验和普及提供了条件。

二、1910年肺鼠疫期间的呼吸器

1910—1911年中国东北出现的鼠疫是近代以来世界遭遇的最大规模的肺鼠疫，引起世人的高度关注。[23] 面对这次鼠疫“史无前例的毒性”（unexampled virulence）[24]，来自英国、美国、日本和俄国的细菌学家和热带医学家都集中到东北参与防疫。这期间，许多外国医学机构都使用了呼吸器，如美国人兴办的北通州公理会医院和宽城子（今长春）的传教士医院。[25]

中国方面的防疫人员所使用的防护装备相当驳杂。奉天省隔离收容所使用的是呼吸器；黑龙江病院的除鼠队“有时当以呼吸器或棉花塞住口鼻”。比较特殊的是哈尔滨和奉天的一些机构，如哈尔滨的尸体埋葬队和奉天省城防疫事务所均使用了类似纱布口罩的装置——纯粹用纱布制成的呼吸器。[26] 伍连德在其中的作用不宜被过分突出，因为当时伍连德只是哈尔滨市的防疫总医官，无权过问其他地区的防疫事务，更不可能在东三省范围内强制推行佩戴口罩。即使在哈尔滨，也有医院使用“遮呼吸器”。[27] 事实上，据伍连德回忆，在1910年12月抵达哈尔滨时，他注意到当地的防疫人员都戴着口罩，而且口罩大体上分为两类：一类是由铁线做骨架，覆盖黑色棉布；另一类是直接用手术纱布和棉花制作的面部遮挡。1[28] 显然，前者指的是传统的呼吸器，后者则是我们今天熟知的纱布口罩。

哈尔滨和奉天是纱布口罩使用较多的两个地方，因为这两个地方集中了一大批具有国际背景的中外医师。他们亲身经历了肺鼠疫之后，大多成为纱布口罩的积极推广者。美国的热带医学专家斯特朗就将他在奉天看到的中国医师使用的个人防护装备称为“mask”，[29] 尽管当地官方用词为“呼吸囊”。2[30]1911年2月，斯特朗和细菌学家蒂格从菲律宾出发前往奉天协助清政府防疫。初来乍到，他们就目睹了数十名鼠疫病人被送进医院，深切地感受到肺鼠疫带

1 遗憾的是，伍连德如此重要的叙述却被许多研究者忽视。

2 如在《奉天病院办法》中规定：“苦力所穿消毒衣、呼吸囊，要令其整齐。”又如：“所有看护入院时，须穿好避病衣帽，换皮靴、手套、呼吸囊。”

来的恐怖气氛。同时，他们也发现中国医护人员采取了最严格的防护措施，都戴着口罩、护目镜、橡胶手套，穿着防护服。于是，他们也全部照做。[31]

就外形而言，斯特朗称中国医师使用的呼吸器为“mask”并不难理解。在当时，由于对鼠疫传染的极度恐惧，人们都会倾向于将面部尽可能多地遮挡起来，这就与呼吸器原本小巧精致的外形产生了距离，更像一个蒙面用的“面具”。值得注意的是，这并不一定意味着斯特朗认为纱布口罩是一个新的发明。他在奉天建立的临时鼠疫实验室是当时世界上最先进的实验室，但他并没有将“mask”作为研究对象。[32] 因为纱布口罩与欧洲使用的呼吸器具有相似的功能，所以在斯特朗等人看来，这一防护设备并不需要经过特别的检验。

日本关东都督府也在其控制的地区大规模推广呼吸器，日本驻军因此佩戴呼吸器长达数月之久。[33] 这时，各式各样的日本呼吸器涌入东北。[34] 然而，在哈尔滨和奉天的中国医师所使用的纱布口罩却不同于一般的日本呼吸器。其简陋的外观，让人难以将之与西洋医学所标榜的“技术的支配”[1]相联系，[35] 但其背后有伍连德、嘉克逊、斯特朗这些受过欧美医学训练的医师的推动，这使人们不得不加以

1 “技术的支配”（the reign of technology）指的是现代医生的诊疗方式主要依靠实验室和仪器设备取得“客观”知识。

重视，也让日本医师迫切需要通过实验确认纱布口罩的有效性。

此外，在当时，如果说医护人员佩戴呼吸器是理所当然的，那么，医学界还无法确定是否应该给鼠疫病人（或疑似者、接触者）戴呼吸器。此前有关肺鼠疫的各种防疫指南，并无是否需要病人戴呼吸器的说明。“满铁”医院为了预防医务人员被传染，要求所有鼠疫病人都要戴呼吸器。[36]日本官方公布的报告书中也有疑似病例戴呼吸器的场景。[37]当时有一批日本医师（主要是北里柴三郎的学生）被日本政府派遣到奉天担任中国方面的防疫医官，他们对此问题尤为关注。时为大阪府防疫事务官的松王数男被派往奉天省城防疫事务所，担任该所微生物试验部的防疫医官。[38]据他回忆，在1910—1911年的肺鼠疫时期，纱布口罩是他和奉天的中国医师“唯一的防御装置”。[39]为了验证纱布口罩阻挡患者喷出飞沫的能力，当时他还设计了一个实验，并根据实验数据完成论文，发表在日本的《细菌学杂志》上。[40]松王的研究得到日本细菌学界的广泛认可。柴山五郎作认为这项研究足以证明病人应该佩戴口罩，以保护医护人员不受感染。[41]显然，经过实践的检验和实验室的论证，纱布口罩在当时已经获得国际医学界的广泛认可。

三、奉天万国鼠疫研究会有关口罩的讨论

1911年4月，清政府委派伍连德在奉天举办万国鼠疫研究会。这次会议共有来自11个国家的34位正式代表参加，其中不少是细菌学和热带医学方面的知名学者，如日本的北里柴三郎和柴山五郎作、上海公共租界工部局卫生处处长史旦莱、美国的斯特朗和俄国流行病学家扎博洛特内（Danylo Zabolotny）等。[42] 大会的主旨是总结这次肺鼠疫的经验教训，为日后中国的鼠疫防控提供明确且符合实际的指南。

呼吸器或口罩成为会议讨论的一个焦点。许多与会的欧美学者认为它是唯一可以有效预防肺鼠疫的武器，其重要性超过了疫苗和血清疗法。那么，什么样的呼吸器或口罩才是最佳的？大会主席伍连德一再申明，提交给中国政府的建议必须符合中国的实际情况。[43] 医学界认为，未来东北还会暴发肺鼠疫，因此必须为防疫人员提供数量充足的呼吸器或口罩。而此时东北三省的防疫机构总数在1700个以上，防疫人员近1.1万人，这还不包括清洁队、警察和尸体搬运工等。[44] 他们每天消耗的呼吸器或口罩数量是一个庞大的数字。因此，口罩的制造成本是极为重要的问题。

大会唯一一篇专门探讨个人防护装备的报告是哈尔滨的中国医官方擎撰写的。当时方擎年仅27岁，刚从日本留

学归国，在陆军军医学堂担任教员，面对会场上的医学界前辈敢于直言并不容易。他在英文演讲中，将纱布口罩在制法、佩戴方法和成本方面的优势讲得一清二楚：

> 你们可以看到面前摆放着十多种不同来源的口罩。它们都有一个金属边框。每一种都有自己的优势——有的是胜在便携度、外观、舒适性或者款式上，但在我们大多数人看来，没有一件能与由两层纱布包裹着一块6乘以4英寸的脱脂棉制成的衬垫相媲美。……在纱布的两端各剪两刀，长约1英尺，便可以将它变成一个每端三条带子、中间夹一块薄脱脂棉的纱布绷带。……换句话说，它的佩戴方式改良自颌骨绷带的设计。……这个自制的口罩的造价只需要2.5分钱，与金属边框的口罩相比非常有优势。因此，我们建议在防治肺鼠疫时广泛使用这种口罩以保护呼吸道。[45]

方擎所说的十多种口罩在万国鼠疫研究会之前也可以被称为“呼吸器”，但现在都不能与中国医师所使用的纱布口罩相媲美（见图3-2）。因为，他所提倡的纱布口罩造价仅为2.5分钱，约等于1美分。作为参考，1914年在日本售卖的普通呼吸器单价在0.25日元以上，相当于约12美分。1[46]

1　当时100日元约合49美元。

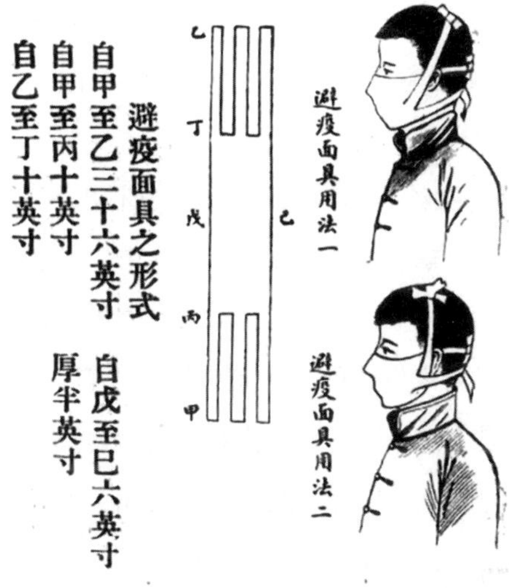

图3–2　俞凤宾所绘之纱布口罩[47]

这使得纱布口罩虽然不如日本呼吸器佩戴方便和外形美观，却是最适合中国经济状况的口罩。

种种迹象表明伍连德很可能并未直接参与这款纱布口罩的设计和推广。正如前文所说，对于伍连德这样受过世界一流训练的医学家而言，口罩的作用不言而喻，因而这不太会成为他研究的重点。可兹佐证的是，虽然伍连德是方擎的上司，但是方擎并未提及伍连德的贡献。不仅如此，伍连德还曾以主席的身份询问方擎是否可以提供更为确凿的证据，以证明这款纱布口罩是最佳的。[48]此外，伍连德在大会上公布的一组哈尔滨防疫照片中，尽管有许多一线防疫人员佩戴口罩的场景，但当镜头切换到伍连德时，他或是端坐在实验室里，或是与众多官员合影。无一例外，他并没有戴口罩。[49]

最终，这款纱布口罩被万国鼠疫研究会确定为预防肺鼠疫的“最佳口罩”，并写入会议决议中。[50]然而，方擎等人的贡献并没有得到大会的承认。方擎虽然没有讲这款纱布口罩具体是由谁发明的，但是他用“我们”一词表示这是中国医师的集体成果。[51]史旦莱在其撰写的会议总结报告中却称：这款口罩是“经过大量的试验”而被参会者“一致地”认为有“绝对的”保护作用的。[52]史旦莱较为模糊的表述，说明这款纱布口罩被大会认定是一个“无主”物品。为了与其他口罩做区分，史旦莱和斯特朗等人称之为“奉天口罩”。[53]

据笔者的统计，在斯特朗主持编辑的这份557页的英文会议报告书中，“口罩”(mask)被提及多达95次。在报告书的索引中，口罩的条目还被详细分为“最佳款式”“制作”“意义”三部分。[54]但是“呼吸器”(respirator)一次也没有出现。就连曾将“レスピラートル”(呼吸器)写进鼠疫讲义的日本代表柴山五郎作，以及在万国鼠疫研究会召开前给《柳叶刀》(*The Lancet*)写稿介绍东北防疫中的“呼吸器”的英国公使馆医生德来格(George Douglas Gray)也都改口称之为“mask”。[55]一个可能的解释是，斯特朗作为这本报告书的主编，出于方便阅读和检索等技术原因，将所有的“respirator”都替换为“mask”。尽管这背后的动机难以揣测，但其产生的影响非常深远，这种跨语际的实践带来的不仅是中英两种语言表面的“可通约性”，更使某些中文词义恒以英文为准。[56] 万国鼠疫研究会英文报告书是中文报告书的翻译依据，“mask”的出现，打破了原有“respirator”与“呼吸器”的对应关系，促使许多中国人开始寻找新的中文术语去对应“mask”的词义。由此，“口罩”逐渐成为主流，“呼吸器”则消失在国人的日常之中。

“奉天口罩”的制作方法本由中国医师提出，中国医师却丧失发明权和命名权。一些未曾参加大会的中国医师甚至误以为“奉天口罩”是由外国医师发明的。即便是时任中华医学会副会长的俞凤宾也认为，“今日之面具（即口罩——引注）”是在清末鼠疫时期由海外医师集体制成的。[57]

然而，万国鼠疫研究会所形成的关于口罩的共识，几个月内便被提倡者自己打破。斯特朗和蒂格回到菲律宾后，本想证明“奉天口罩”具有抵御飞沫的能力，实验结果却让他们吃惊——“奉天口罩”无法提供足够的防护。他们发现带有细菌的细小喷雾可以直接穿透纱布及棉花。[58] 蒂格因而感慨说，纱布口罩符合传染病预防的直观逻辑，能给佩戴者带来巨大的安全感，因此当时不会有人去质疑它的防护力。[59] 斯特朗不仅将这些研究发表在1912年的《菲律宾热带医学杂志》上，还将它作为注释写进当时正在编辑的《万国鼠疫研究会报告书》中，表示“奉天口罩”“不能防护细菌”。[60]

四、从“奉天口罩”到“伍氏口罩”

远在马尼拉的斯特朗也许可以从容证伪“奉天口罩”，对于那些在中国抗疫前线的医师来说，防治鼠疫的成果却不容轻易抛弃。在此后的十年间，伍连德没有公开与斯特朗商榷，而是继续在防疫工作中使用“奉天口罩”。[61] 史旦莱也在租界内劝导外国人佩戴“奉天口罩”，以抵御可能发生的鼠疫。[62]

在1911年之前，出生于英属海峡殖民地槟榔屿的伍连德，还只是一个普通的华人医师。1911年肺鼠疫的顺利扑灭使他成为鼠疫防治领域的一颗新星。在此后的东北防疫中，伍连德投入相当多的精力从事鼠疫研究工作，并在欧美和日本等地做了大量学术报告，发表了多篇重要的学术论文。“奉天口罩”作为抗击鼠疫的重要成果，也在20世纪20年代成为伍连德重点研究的对象。

1920年冬，东北再次暴发肺鼠疫。伍连德及其东三省防疫事务总处的下属一面进行防疫，一面针对肺鼠疫进行了可能是当时世界上最为全面的科学研究。伍连德等人试图借此机会，解决一系列在肺鼠疫领域悬而未决的争论和难题，这其中就包括“奉天口罩”的有效性。

同样毕业于剑桥大学医学院的陈永汉重复了十年前斯特朗、蒂格等人的实验，将含有鼠疫菌替代物——乳酸双歧杆菌的细小喷雾对着“奉天口罩”进行喷洒，得出与蒂格相似的结论：“奉天口罩”不足以保护佩戴者免受传染。但伍连德认为，因为东北地区的鼠疫传染风险没有这种人工喷雾产生的高，所以“奉天口罩”只要佩戴合理，仍是最佳的个人防护措施。[63]

为了证明东北地区的鼠疫传染风险低于人工模拟的实验室环境，伍连德进行了第二组实验。他们采集了15个在实际防疫中使用过的“奉天口罩”作为样本，这些口罩在1921年3月曾被暴露在鼠疫病房的环境中半小时到4小时不等。他们检测了这些样本三个表面中某一个表面[1]的鼠疫菌，只有一个口罩的纱布外表面检测结果呈阳性。伍连德可能担心样本数据太少不足以说明问题，因而解释说，实验原本还会继续进行，但是因一同参与防疫的苑德懋医师突然感染鼠疫去世，他们不得不终止实验。[64]蹊跷的是，东三省防疫事务总处的官方报告显示苑德懋的去世时间是1921年2月21日，[65]而伍连德的论文记载的实验数据是从1921

1 即纱布外表面、棉花外表面和棉花内表面。

年3月3日开始收集的。[66]这表明伍连德实验数据的不足，也许并非因为下属死亡。不过，一名防疫人员死于鼠疫，至少说明“奉天口罩”存在漏洞。所以，伍连德在口罩外面紧急加装了一层面罩（hood），增强防护。但是，伍连德并未因此承认实验的失败和口罩的无效。[67]

1921年秋在北京协和医学院的落成典礼暨国际医学大会上，伍连德宣读了他的研究成果，并将之发表在英国的学术期刊上。面对大规模发生的肺鼠疫，伍连德并不需要像斯特朗和蒂格那样模拟鼠疫传染的环境，而只需要将鼠疫病房纳入自己的实验之中，便可以实际检验“奉天口罩”的有效性。所以，尽管伍连德的实验确实存在缺陷，在当时却是难得的通过实际观察完成的论文。毕竟，斯特朗和蒂格的实验可以复制，但是肺鼠疫的暴发不是任何一位细菌学家都有机会亲身参与的。因此，伍连德说：

> 可以看出，实验结果的确不能证明口罩是可以提供绝对防护的。然而，我们只能重申，不可能总是根据实验室的结果来采取实际行动。我们经历了中国北方发生的三起大型肺鼠疫疫情，实际经验无疑证明了口罩的作用，要知道，那里具备非常适合疫情传播的某些条件。[68]

伍连德进而提出，口罩可以在教育中国民众养成卫生习惯方面发挥作用。在他看来，一方面是处于东北的医师需要佩戴口罩保护自己；另一方面是东北民众缺乏现代卫生知识，需要通过某种方式进行卫生教育。他承认尽管在某些场合几乎不存在传染的风险，但是如果医师能够以身作则坚持佩戴口罩，将会对普通民众产生巨大的教育意义。[69]

伍连德并未止步于此。正是在这次北京协和医学院组织的国际医学会议上，伍连德宣布"奉天口罩"是由他首先"引介"(introduced)以预防1910年暴发的肺鼠疫的。[70]第二年，伍连德第一次公布了口罩的"戴法图"，[71]这便是今天常常被研究者用来说明"伍氏口罩"的原始照片(见图1-5)。事实上，这已经是经过伍连德改造的"奉天口罩"——伍连德说他在20世纪20年代将口罩两边的各三条带子简化为了两条。[72]

1926年，伍连德将自己历年来对肺鼠疫的研究成果编纂成书，在国际联盟卫生组织的赞助下出版《肺鼠疫论集》，这大约是医学史上第一本有关肺鼠疫的专书。在这本书中，伍连德第一次详细论述了口罩作为防疫工具的历史。他将口罩的历史塑造成一种绵延数百年的防疫传统，并将1910年肺鼠疫时期出现的纱布口罩置于近代口罩进化史的最新高峰之上。[73]他引用方擎在万国鼠疫研究会上宣读的论文，称东北防疫时期只有一种“由伍连德引介的”纱布口罩，既便宜又简洁方便，得到广泛的使用。然而，事实上方擎原文中并没有这句引文，此处应为伍连德后加。[74] 伍连德也完全没有提及同时期的呼吸器仍然广泛地流行于欧美医学界。在他的叙述中，呼吸器在世界范围内仿佛已经被他所引介的纱布口罩“全面取代”。

十年之后，在国民政府卫生署的支持下，伍连德与其下属陈永汉等人共同编写出版题为《鼠疫：一份医学与公共卫生工作者的手册》(*Plague: A Manual for Medical and Public Health Workers*)一书。该书被权威的《美国医学会杂志》(*The Journal of the American Medical Association*)誉为“所有语言中最为全面的鼠疫研究大全”。[75] 第二年，该书中文版问世。英文版保留了1910年鼠疫期间的纱布口罩是“由伍连德引介”(introduced by Wu Lien-Teh)这样的字眼，中文版则明确说“该面具伍连德氏所发明”。[76]

有趣的是，伍连德本人却没有在其1959年出版的回忆录中声称是自己引入了纱布口罩。在回忆录中，他不仅记录了1910年初到哈尔滨时看到的各种口罩，还明确指出纱布口罩是由中国防疫组织所推荐使用。[77] 遗憾的是，他的这一变化未能引起研究者的重视。2000年出版的《中国医学通史·近代卷》一书仍认为，1910年鼠疫时期的口罩是由伍连德所“创造”，因而“被誉为‘伍氏口罩’”。1[78]2011年，伍连德回忆录中文版问世。该书在原著基础上增加若干配图，其中一幅纱布口罩的图片标明“伍连德设计的口罩”。[79]其实这幅照片来自伍连德1926年的《肺鼠疫论集》。[80]显然，伍连德早年所建构的话语产生了深远的影响，“伍氏口罩”已成为人们心中伍连德抗击鼠疫的象征。

结语

1910年鼠疫时期的面部个人防护装备在名称上经历了从“呼吸器”到“奉天口罩”的转变，尽管在器物层面，它的科学原理并无本质变化——均为使用物理方式阻断传染途径。其背后的原因在于，西方医师在奉天万国鼠疫研究会上的主导地位使中国医师发明的呼吸器被重新命名为“奉天口罩”。这伴随的却是发明权的丧失——中国医师的贡献并未获得国际医学界应有的承认。“奉天口罩”在当时许多人的认识中反而是西方医师的功绩。此后，中文“呼吸器”一词逐渐不再被用来命名这类个人防护装备，“口罩”则成为“医用口罩”和“N95口罩”的共同指称。然而，在英文

1 遗憾的是该书没有对此加注。值得注意的是，无论是伍连德的回忆录，还是其女伍玉玲在1995年出版的《回忆伍连德：鼠疫斗士》中均没有说是伍连德发明的纱布口罩。

中，“respirator”（呼吸器）仍然被使用，并且指称比一般医用口罩防护能力更为强大的N95口罩。

伍连德并非“奉天口罩”的独立发明人，包括方擎在内的中国医师的集体功绩应该得到充分的肯定。因为，如果没有他们创造性地将颌骨绷带与呼吸器结合在一起，大大降低呼吸器的制作成本，当时的普通百姓恐怕很难有能力购买昂贵的日本呼吸器。口罩作为预防传染的重要防护装备，其在物质层面的更新换代，还要依托有利的政治和社会条件。尽管伍连德在20世纪20年代之后提出是他发明了“奉天口罩”，但他在服务民国卫生防疫系统的20多年里，没有对“奉天口罩”做更多的改进，只是将原本两边的各三条带子，改为两条。有关纱布口罩的科学生产和检验标准要到1949年中华人民共和国成立之后才得以全面建立起来：原始的双层纱布口罩被增加到六层至八层；有的指南中还强调有铁线作为骨架的口罩更能贴合人脸，防止传染。[81]显然，口罩在现代中国的发展也是整个国家科研和工业水平得到巨大提升的缩影。

口罩与地缘政治：理查德·皮尔森·斯特朗的东北鼠疫照片，1910—1911*

［美］禹　夏

白羽贝　译

1910年秋，中国东北部出现了肺鼠疫。到1911年春天疫情结束时，有近6万人遭殃。[1]从1855年左右开始的第三次鼠疫大流行起源于中国西南部，并在世界各地传播了几十年。其中，东北的鼠疫暴发是规模最大、峰值最高的一次。生于马来西亚，受过英式教育的华裔细菌学家伍连德受清政府任命，在东北最大的城市哈尔滨领导一个鼠疫控制小组。时任北京陆军军医学堂教员的伍连德于1910年12月底到达哈尔滨，受到了当地中国和外国医疗专家的欢

---

* 原文刊载信息：Masks and Geopolitics in Richard Pearson Strong's Photos of the Manchurian Plague Epidemic, 1910–1911。2021年载于《哈佛图书馆通报》(*Harvard Library Bulletin*)。文中的图像史料主要来自哈佛大学康特威医学图书馆（Harvard University, Countway Library of Medicine）馆藏。

迎，同时也受到一些质疑。在接下来的几个月里，伍连德与由美国医生、中国助手和当地清政府专家组成的团队共事，诊断和隔离鼠疫病例，并消灭了东北鼠疫。最终，伍连德为防疫做出的努力与贡献被人们铭记在心。他诊断出一种新的鼠疫变种，部署了瘟疫预防和个人保护的新方法，并建立了现代中国的第一个国家公共卫生管理机构——北满防疫处。

理查德·皮尔逊·斯特朗当时是一名美国医生，后来成了哈佛医学院的教员。在东北鼠疫期间，他拍摄了许多令人印象深刻的防疫工作照片。这些照片详细记录了控制鼠疫的过程，以及伍连德的许多防疫措施，包括普及医疗团队个人防护的创新方法。它们有效地展示了以生物医学科学和中国智慧为基础的新型医学专业典范，并以其对防疫工作中的口罩和制服的极具吸引力的视觉描绘，增强了伍连德及其背后的清政府在管控鼠疫上的合法性。防疫人员使用纱布口罩来预防经空气传播的瘟疫，这一方法在1918年和1928年中国北方的鼠疫中继续被采用，甚至到今天人们也沿用着其变体。

本文探讨了斯特朗拍摄的照片如何描绘在东北鼠疫控制过程中医疗人员的制服。东北地区在地缘政治上至关重要，日本和俄国不仅企图侵占中国的领土，还想在诸如鼠疫的危机时期争夺管控的合法性。这些照片展示了伍连德团队在当地领导人和普通民众中的工作情况。它们不仅对医学史或传染病史的研究者意义重大，而且对20世纪初国际关系与全球卫生的地缘政治研究也具有重要意义。医疗制服，正如1911年北满防疫处所穿的那些，将被后来的医学专家们采用，成为令中国人骄傲的现代性象征。此外，这份史料还提供了一个视角，让我们看到医学和科学知识的发展往往取决于危机时期的政治语境和利益攸关方所做的选择。

细菌理论，也就是每一疾病都是由单个、特定的有机体引发的这一概念，在1910年还比较新颖。[1]就鼠疫而言，直到1894年，在香港的科学家们才分离并识别出了耶尔森氏鼠疫杆菌（*yersinia pestis*），它是引发所有鼠疫必要的“致病微生物”。[2] 虽然腺鼠疫在香港鼠疫中最为常见，但医生们认识到，如果鼠疫通过血液传播到肺部，感染耶尔森氏菌的人也会出现肺炎症状——发烧、咳嗽和打喷嚏，这与流感和肺炎等其他呼吸道疾病类似。[3] 医生们认为，鼠疫的不同变种都是由受感染的跳蚤叮咬引起的，这是人感染鼠疫的唯一途径。

然而，对于此次特别的疫情，伍连德却发展出一套有争议的理论。伍连德有条件对病死者进行尸检，在几次尸

1　1884年，德国细菌学家罗伯特·科赫（Robert Koch）发表了他关于微生物致病的“假说”，包括在疾病患者身上可以发现能通过显微镜明确识别的特定微生物，但在健康的人或动物身上没有。——作者

检中，他利用显微镜寻找熟悉的病原体生长的痕迹。他在病死者肺部找到了耶尔森氏鼠疫杆菌，而后发现，许多人虽然确实感染了这种鼠疫杆菌，但并没有出现高度可见的腹股沟腺炎（肿胀的、充满脓液的淋巴结），而这种炎症是人们熟悉的、通过跳蚤叮咬传播的腺鼠疫的明显标志。对于伍连德和他的团队而言，这一证据可以说明，在未被任何昆虫叮咬的情况下，疾病可以通过并感染人的呼吸道。看到鼠疫传播的速度之快，伍连德推断这一致命疾病的传播主要通过肺部进行，也就是说，它可以借由空气中的飞沫被患者吸入肺部。伍连德认为此次肺鼠疫是由耶尔森氏菌引起的鼠疫变种，但他指出，病菌并不需要依靠啮齿动物来存活，跳蚤叮咬也并非罹病的必要条件。[4]

即使到了1911年，人们仍然没有找到治疗鼠疫的特效药，而且根据初步的观察，肺鼠疫的致死率接近100%，似乎比腺鼠疫更加危险。如果伍连德的理论是正确的——这种疾病可以在人群密集的地方进行传播，那么隔离罹病者和疑似者将是鼠疫控制措施的关键。肺鼠疫的传染性要比腺鼠疫强得多，想要预防，需要对当地社会进行更大力度、更为深刻的动员。斯特朗的许多照片都描绘了身着制服并佩戴醒目面罩（face mask）的人。这些面罩看起来像是某种个人防护装备。鼠疫控制小组所穿的制服是新近的发明，其设计目的是保护穿戴者免受某种形式的空气传播病原体的侵害。医生们也需要格外小心地保护自己不被传染，而纱布制成的面部覆盖物正是为了达到此目的而被设计出来的。鼠疫控制小组的成员都被要求穿戴（特殊的）服装来保护自己。哈尔滨的实验室生产了6万个这样的厚纱布口罩，它们都带有额外的带子和衬垫，“防止其从脖子上滑落”。当时所有“与病人直接接触”的人都被强制要求使用这种口罩。[5]

除了口罩外，伍连德的下属还要戴上“布制的头套，并在口鼻前再加一块丝绸”。[6] 斯特朗的照片向我们展示的巡查队、担架搬运工等劳工、被派进医院的消毒队，甚至是监督大规模火化病死者尸体的当地官员都穿戴着口罩、长袍、手套等个人防护装备。[7] 像“检查一位疑似者”（图4-1）这样的照片可以让我们了解东北医疗团队是如何理解空气传播疾病的危险的。照片中，8位穿着全套防护装备的工作人员[1]，正在照料一位坐在露天院子中间的病人，以降低进一步传播疾病的风险。[8] 新鲜空气、距离和物理屏障对于预防鼠疫十分重要。尽管其他外国医生强烈反对伍连德关于鼠疫是通过呼吸道传播的主张，但在地方官员和清政府的支持下，伍连德坚持要求佩戴纱布口罩。一名法国同事曾嘲笑戴口罩这一措施，而后他却死于鼠疫。这一事件

1　根据照片，应有9位工作人员，此处原文如此。——译者

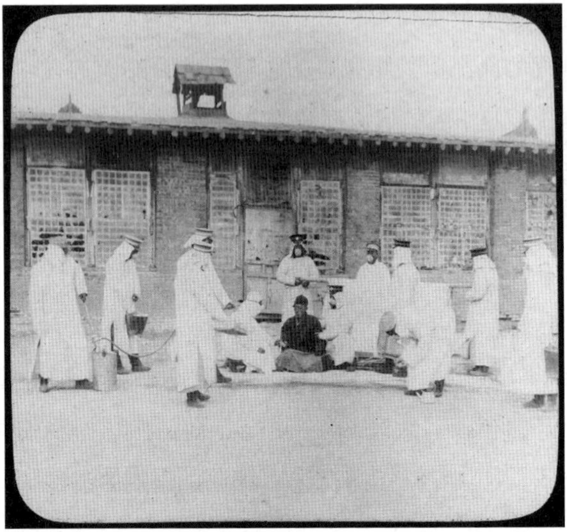

图4-1 “检查一位疑似者”，哈佛大学康特威医学图书馆，W370458_1

最终为伍连德理论的正确性提供了证明。伴随着伍氏制服的流行，这些照片本身不仅证实了伍连德及其支持者的智慧，还展示了当地人如何采纳和服从他的建议。斯特朗博士后来对“长袍、护目镜、手套和特殊口罩”有效性的评价是，这使他的团队在与患者近距离接触的情况下仍能保持“完全健康”。[9] 伍连德则写道，他发明的口罩几乎被所有人采用，甚至包括进行日常工作的普通公众。[10]

伍连德快速地培训了当地工作人员，组成“巡查”队，以便迅速发现和隔离鼠疫感染者。在一幅表现“巡查队开始巡视”的照片中（图4-2），我们可以看到两个人抬着担架，

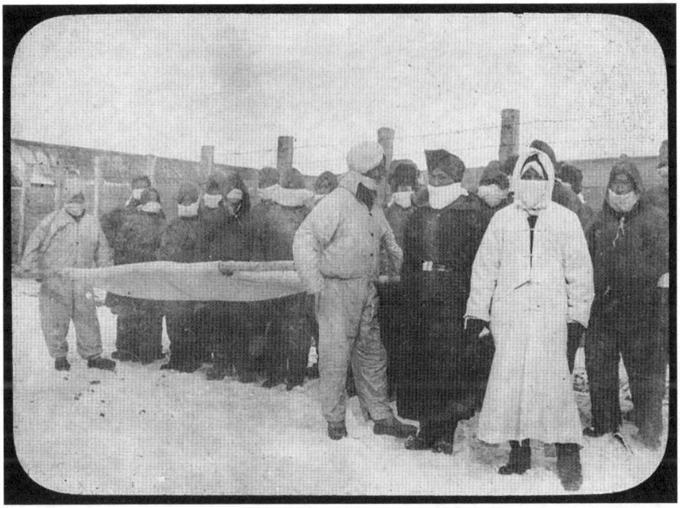

图4-2 “巡查队开始巡视”，哈佛大学康特威医学图书馆，W370442_1

大概是听从一位医生（穿白衣服）和一名警察或军人（穿黑衣服）的命令。[11] 这些巡查队会在居民区挨家挨户地检查有疑似鼠疫症状的人（“疑似者”）和接触过确诊病例的人（“接触者”），并在必要时用担架把他们抬走。在展示“巡视中发现疑似病例”的照片中（图4-3），一个男子在几名身穿白袍、蒙头盖面的男人面前走出家门。在照片的右侧有几个当地人，正看着这位鼠疫疑似者被押送离开。[12]

罹病者可能由图4-4中展示的封闭马车转运至隔离医院，并将在那里接受血液和痰液检测。[13] 所有密切接触者也会接受检测，并有可能被送到隔离医院。如果罹病者的

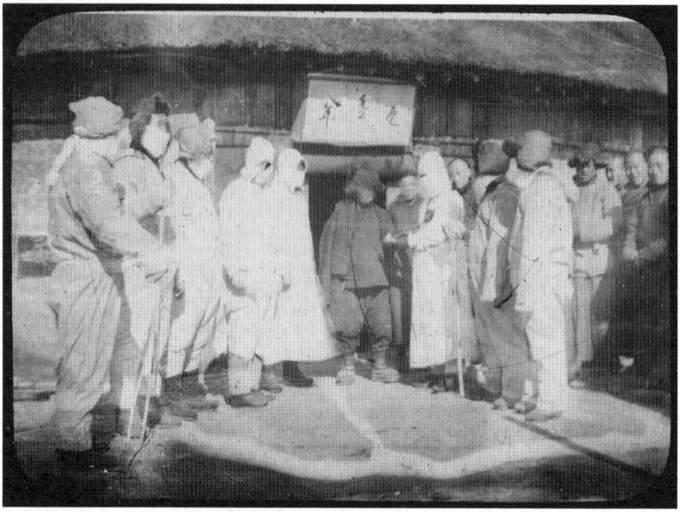

图4-3 “巡视中发现疑似病例”，哈佛大学康特威医学图书馆，W370452_1

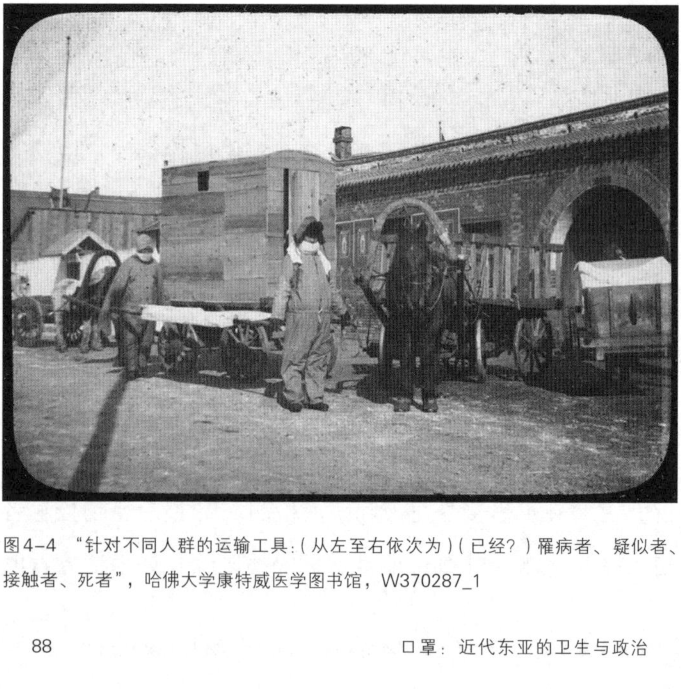

图4-4 “针对不同人群的运输工具：（从左至右依次为）（已经？）罹病者、疑似者、接触者、死者”，哈佛大学康特威医学图书馆，W370287_1

样品含有耶尔森氏鼠疫杆菌，他将会被隔离，直至死亡不可避免地到来。

斯特朗的照片除了展示出东北鼠疫时期医学知识和公共卫生方面的创新，也暗示了防疫过程的全球政治性。在斯特朗拍摄的这些照片诞生之前的十年间，日本与俄国对华取得一系列的军事胜利，并对中国领土怀有帝国主义企图。到了1910年，就连朝廷重臣都在批评国家对实现现代化、抵御境外强权的无力。正如威廉·萨默斯（William Summers）所写，直到在东北的英国、俄国和日本官方人员向其母国发出警报，并在哈尔滨提出了一系列防控鼠疫的措施后，伍连德才在1910年12月底被派往东北。[14] 外国人的提议侵犯了中国的主权，引起了清政府官员们的警觉。作为回应，清政府任命伍连德前往东北，然后呼吁“各个国家”（various nationalities）派遣更多的专家作为顾问和研究人员，以便“对俄国人和日本人进行政治平衡”。照片集的编撰者斯特朗医生与其同事奥斯卡·蒂格（Oscar Teague）医生共同领导了一个美国医疗代表团。斯特朗－蒂格代表团被允许进入所有由中国人管理的场所，并从中国政府那里获得大量津贴，同时与伍连德密切合作。因此，当美国人支持中国的鼠疫防控队伍以对抗日俄，并为伍连德的工作提供更多的合法性的时候，他们也发挥了外交使团的功能。[15]

伍连德的防疫制服在体现这种抗衡上也有异曲同工之妙。口罩及制服不仅保护了穿戴者免于感染鼠疫，还实现了一个重要目的，即重申中国政府在这一地理区域上的合法性。人们无法辨认出穿上全套制服的鼠疫防控人员属于哪一人种。此外，鼠疫防控队伍的制服作为一名中国医生的发明，也成了中国对全球科学做出创新和贡献的象征。即使在北里柴三郎——这位在德国接受学术训练并于1894年发现鼠疫致病菌的日本医生——继续喋喋不休地阐述灭鼠的重要性时，伍连德仍坚定不移地将工作重点放在（从“疑似者”中）识别确诊病例，“制定适当拘留接触者的计划，并教导人们正确佩戴纱布口罩”之上。[16] 由于东北没有显著的常见城市鼠种群，北里柴三郎和其他熟悉腺鼠疫的人推断，传播鼠疫的啮齿动物可能是常被猎杀的西伯利亚土拨鼠。作为回应，在1913年由北满防疫处发表的第一份报告中，伍连德和斯特朗开始着手改变鼠疫的病原学范式。根据斯特朗对活的土拨鼠进行的大量实验室研究和其他的流行病学数据，该报告认为土拨鼠在人类之间传播鼠疫的作用是“微不足道的”。伍连德辛辣地写道:“在我看来，有关当局和医务人员竟如此痴迷于土拨鼠拥有强大传染力这一未经证实的观点，实在是令人遗憾。”[17] 这一报告证实了伍连德关于肺鼠疫在人与人之间传播的所有假设合理性，而斯特朗的参与则增加了报告的可信度。

此外，这些照片将防疫队伍中的医疗专业人士（中国人或外国人，均着白大褂）、训练有素的警察（着深色制服）以及苦力和车夫（着工作服）统一在一起。尽管有阶级差异，他们却都戴着口罩，在一起工作。虽然伍连德仍然指责移民劳工“苦力”阶层是东北各地鼠疫的超级传播者，但他策略性地将他们提供的劳动力纳入自己的疫情控制的基层组织中。像是表现“傅家甸的消毒队”（图4-5）这样的照片便在视觉上展现了一种秩序和果决。这种秩序和果决源自伍连德对“国家组织的医疗理性和卫生现代性的想象”。这些照片通过对防疫人员的全方位刻画，凸显了中国在应对医学危机时的医疗和行政能力。[18] 任何人穿上伍氏“鼠疫斗

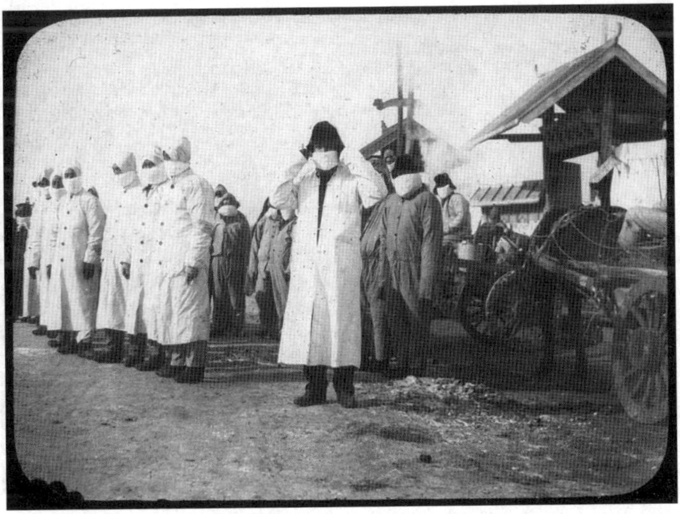

图4-5 “傅家甸的消毒队”，哈佛大学康特威医学图书馆，W370459_1

士制服”（plague fighter uniform）便意味着自己是国际医学界的同仁和主要贡献者。此外，防疫设备掩盖了其穿戴者的种族身份，使得外国医生或政府代表很难嘲笑伍连德只是一个“中国佬”，据说法国医生热拉尔德·梅尼就曾这么做过。[19] 通过伍连德建立的防疫处，饱受指责的清政府可以宣称自己已经适时地达到医学现代性的水准，并已将最先进的生物医学知识纳入自己的治理法则之中。按照伍连德及其他外国医生的建议，清政府甚至发布命令准予进行大规模火葬。这一过程可见于展示“在棺材堆上洒煤油”(图4-6）这一防疫活动的照片。[20]

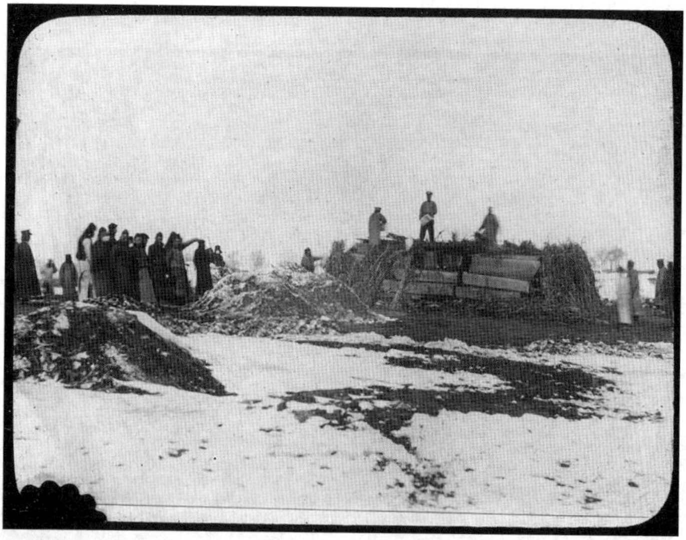

图4-6 “长春，在棺材堆上洒煤油，准备火葬”，哈佛大学康特威医学图书馆，W370872_1

作为一份纪实性的收藏，斯特朗关于东北鼠疫的照片展示了伍连德团队的能力、效率和专业知识，但这只是故事的一部分。在伍连德后来的回忆录中，他将1910—1911年的鼠疫大流行看作中国医学现代化的一个转折点，但对绝大多数东北民众而言，这次疫情只是一场不折不扣的悲剧。这些图像中没有任何迹象表明当地民众对该团队侵入性的、“野蛮的”防疫措施有所抵制，也没有迹象表明当时医生们害怕遭到诉诸武力的公开报复。照片本身及其标题都没有提醒观众注意到，伍连德的团队和地方当局采取了侵入性的隔离和消灭鼠疫的措施。图4-4展示了转运鼠疫患者和他们的接触者的运输工具，包括一些为了在转运过程中进一步隔离罹病者的密封箱。这张照片的标题轻描淡写，委婉地描述了当地中国人受到的严厉对待。东北地区官员从俄国当局那里借来中东铁路的货车车厢作为临时隔离点。贫困的中国人在被“驱逐”出城市之前，被关在这些车厢里。尽管政府勉强批准了大规模焚烧——包括烧掉死者的尸体及他们的住所，但这违背了当地的丧葬传统，对于东北民众而言是骇人听闻的。[21]

尽管有着中国血统，但伍连德仍是一个外国人，既不会说当地的方言，也不能使他的生物医学知识与当地的文化和习俗相协调。伍连德和他的同事们并不能治愈致死率惊人的肺鼠疫；他们无法令人信服地解释，为什么一个被送进医院的病人会一去不返，或者为什么鼠疫控制措施必须如此不人道。[22] 几年后的1918年1月，伍连德应段祺瑞的要求，调查了在丰镇（今呼和浩特附近）暴发的一场疫情。在没有征求病死者家属的意见和同意的情况下，伍连德和一位美国同事便开始进行尸检。家属和当地村民对外国医生的“草率程序”感到愤怒，他们“来到（伍连德的）住处……对其纵火”。伍连德虽然没有受重伤，但记录下了这次意外后的“许多无眠之夜”并请求返回北京。[23] 在山

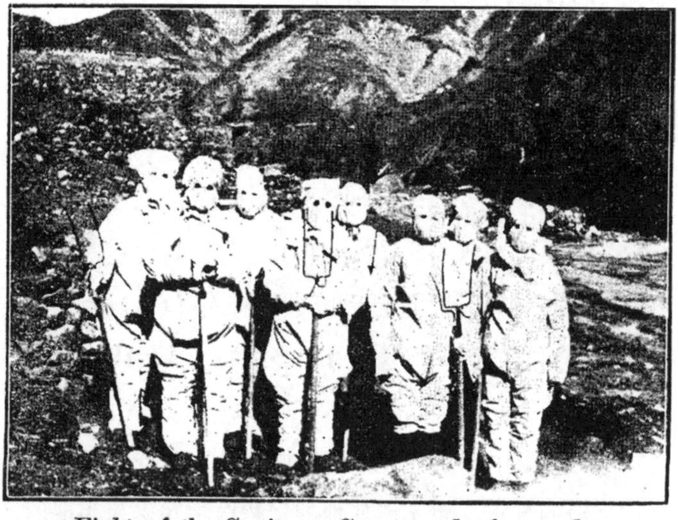

Eight of the Sanitary Corps ready for work.

图4-7　1918年冬天，工作中的山西防疫局成员
图片来源:《山西省疫事报告书》，1919年

西太原，伍连德的同时代人——主要是美国和英国的传教士医生——在省长阎锡山的领导下组成了山西防疫总局。他们后来发布的报告严厉批评了伍连德“与社会敌对”的“西医”做派。[24]

尽管如此，作为民国时期中国第一位公共卫生领导人，伍连德后来的职业生涯可谓功勋卓著。山西防疫总局虽然对伍连德的做法和外来性持批评态度，但还是从他的经验和建议中获益匪浅。1918年，在山西防疫组总部所在地——历史名城大同各处张贴的大型海报（图4-8），向当地

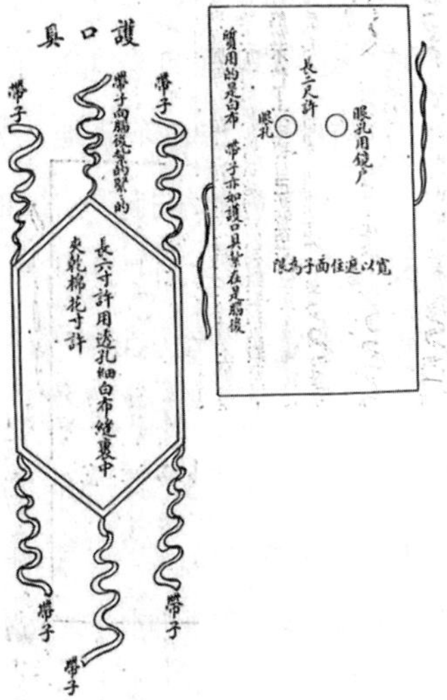

图4-8　1918年山西，保护性纱布口罩的制作说明，不过有个变化是，此口罩还有额外的一个面部遮盖物

图片来源:《山西省疫事报告书》，1919年

公众展示了如何用纱布和白布制作自己的面罩，以预防致命的肺鼠疫。斯特朗自1913年起开始在哈佛医学院任教，他在美国发表了他关于东北鼠疫的大部分研究成果，强调中国医生和科学家的开创性发现。伍连德则在中国继续着他辉煌的职业生涯，成为中国医生队伍中第一个在中国内外都被任命重要职位的人。不幸的是，伍连德的告诫一直被种族主义盛行的西方世界所忽视，在最近的新冠疫情中，他才被赞誉为一位人道的、进步的医学创新者。[25]

正如克里斯托·兰特里斯所写的，历史学家需要超越斯特朗照片中描绘的伍连德的个人防护设备的“构成性神话”以及所有人整齐划一地戴口罩的“口罩奇观”。[26] 历史学家还必须批判性地审视伍连德在东北地区发挥的中国英雄的作用。这些以一个医生视角编排并拍摄的照片，掩盖了现代鼠疫防治手段与当地社会之间的割裂。这一点特别体现在伍连德将流动、贫穷的劳动者认定为传染源的做法上。此后还要经过很多年，政府才不遗余力地向普通民众普及卫生知识和传染病预防措施。让某一阶级充当替罪羊的做法，使得中国的（受过教育的、“尽可能西化”的）特定群体受到国际医学界的欢迎；与此同时，也加剧了疫情造成的社会和人员损失。[27]

这些照片当然可以帮助历史学家理解20世纪早期的公共卫生，理解帝国主义、政治与全球医学是如何交织在一起的。在医学创新方面，伍连德的发明当然具有持久的影响力，因为口罩和其他个人防护设备在今天的疫情中仍然常见。在地缘政治方面，清政府得以在东北宣示主权，并建立起中国最早的国家公共卫生机构——北满防疫处。但是，由于疾病在群体间传播且并不受社会政治规律的约束，医学史，特别是传染病的医学史，本质上一直是世界史。关于边境检疫、医学技术发展中的机密与竞争，以及关于警惕外来势力等疑虑的讨论常常十分激烈。并不意外的是，在这些探讨中，一些特定的、看起来微不足道的对象作为现代性、国家主权和民族主义的象征，却起到了相当大的作用。

日本和亚洲的新冠政策历史背景*

［美］安德鲁·戈登

郑铭璇　译

在本文中，我将对历史研究如何能帮助理解新冠病毒大流行提出我的一些思考。我主要关注日本，也会涉及韩国，以及中国的台湾，这些观点都以全球史为思考语境。

有关新冠疫情人均死亡率的数据显示，迄今为止，美国和许多欧洲大国每百万人中有200至500人死亡。亚洲地区（日本、韩国，以及中国大陆、中国台湾及其他地区）显示的死亡人数则在每百万人中仅有5人左右。[1]

这是一个100倍——两个数量级的差异。解释这种差异很重要。有些人从生物医学因素入手讨论这个现象，例如

* 原文刊载信息：Andrew Gordon, Historical Context for COVID 19 policies in Japan and Asia。原文是作者于2020年6月5日（https://www.tc.u-tokyo.ac.jp/en/weblog/1896/）与6月11日（https://www.tc.u-tokyo.ac.jp/en/weblog/1847/）分为上、下两部分发表在东京学院（Tokyo College，东京大学的高等研究院之一）网站上的一篇博客文章。

低感染率与高结核病免疫接种（卡介苗）率之间的关联，尽管这方面的证据并不充分。将政治领导人的反应考虑在内十分合乎逻辑，也非常重要。同样重要的是结构性因素，如经济和社会的不平等程度、社会人口的总体健康状况，以及医疗保健的总体质量和可获得情况。在其他地方，我已经写过文章讨论这些因素如何与历史性因素一起，解释了与欧洲和北美相比，日本和亚洲其他地方较为成功地遏制了新冠疫情。[2]

在本文中，我将详细阐述一些相关的历史实践或先例。我不能肯定地说，这些有历史渊源的做法决定性地塑造了如今疫情危机的结果，但它们确实影响了人们的行为和政策，而且它们可能是至关重要的因素。如果的确如此，那么我们需要考察它们是如何出现的。

植根于历史中的社会实践

日本和世界各地的关注新冠疫情的评论员指出，一些有历史根源的文化或社会实践可能使得小到日本、大到整个亚洲社会避免了如其他地方那样遭到新冠疫情的重创。以下一些社会实践常见于媒体报道中：作为一种预防性的卫生措施而广泛存在的戴口罩的习惯；打招呼时鞠躬，而不是像在欧洲那样握手、拥抱或是亲吻双颊；进门便脱鞋的习惯。（但同时，一些根深蒂固的职场行为模式似乎又使日本人特别容易感染新冠病毒，即在没有隔间的、普遍拥挤的办公室里，职员们面对面办公，相互之间没有屏障。）

在这些形形色色的做法中，口罩的广泛使用似乎对减缓病毒传播有着无可争辩的效果（当然，它也不是万灵药）。戴口罩这一行为至少在日本、韩国、中国很常见。英文媒体的评论倾向于将其描述为一种“文化规范”或“文化上根深蒂固”的做法。[3] 其中一些报道认为，亚洲的这种做法起源于20世纪初对传染病流行的应对措施。即便如此，这些报道依旧建立在某种文化本质论的基础上，忽视了西方国家的专家和政策——也就是全球背景——在形成所谓的“亚洲”文化实践中扮演的角色。对历史证据稍加探究就会发现，作为一种公共卫生实践，佩戴口罩具有漫长的现代全球史（可追溯到19世纪），口罩的出现与应用并无明确的线性分界，也没有某个国家明确地作为先锋，口罩的应用直到最近才出现明显的东西方分流。这是一段关于知识和实践在全球流通的复杂历史，其中不乏一些令人惊讶的戏剧性转折。下文是一个简短的、在某种程度上具有推测性的总结。

现代医学中为健康而佩戴口罩（的理念）起源于西方。许多在当时被称为“呼吸器”（respirator）的口罩，是在美国和欧洲被发明出来的。在1848年的美国，哈斯利特（Haslett）

设计呼吸器以保护矿工免受煤尘影响。1879年发明的赫德（Hurd）呼吸器旨在保护消防员，防止其吸入烟雾。苏格兰化学家约翰·斯滕豪斯（John Stenhouse）在19世纪50年代开发了一种活性炭呼吸器，这款呼吸器因其用途广泛而备受关注。一本19世纪60年代的美国畅销书《日常生活中的化学》（*The Chemistry of Common Life*）声称，有了这种呼吸器，“健康的人……可以毫无顾虑地参观病人的房间，卫生官员可以毫无风险地进入最危险的污秽场所”[4]。到了19世纪80年代中期，日本报纸上开始出现推销被称为“呼吸器”的口罩的广告，其中提到了它们在西方国家发挥的作用。

在这种情况下，随着现代医学的体制和实践在亚洲的发展，这些国家中受过西方训练的专家自然也开始考虑使用这些设备。通过实践交流，口罩可以预防传染病的理念断断续续地在亚洲和世界其他地方出现了。但直到20世纪初，人们似乎还不认为“呼吸器”对防治传染病有什么特殊的作用。专家们的共识是，糟糕的卫生条件是最危险的致病因素。在1894年中国的香港的腺鼠疫疫情中，罪魁祸首是老鼠身上携带的跳蚤。受过德国医学教育的日本医生北里柴三郎，与一位德国同事共同开创性地发现了导致这次疾病暴发的鼠传病菌。

在将近二十年后的1910—1911年，中国东北暴发了毁灭性的肺鼠疫。关于使用口罩防治此类疾病的争论，以及围绕口罩的创新活动都迎来了关键时刻。江河日下的清朝与它的专家和官员们、拥有中东铁路股份的俄国人、占据“南满”铁路沿线的日本人，以及英国人、法国人，都为了解和控制这种疾病进行了集中的、大多是竞争性的，同时也多是不成功的努力。日本当局的关注点主要集中在灭鼠上，因为他们认为这次新鼠疫仍是腺鼠疫的一种。一位在英国受过训练的中国医生伍连德，在尸检中从病人的肺部发现了鼠疫病菌。他推断出这次的鼠疫是一种呼吸道疾病，便提倡医务人员佩戴口罩，似乎也向公众推广戴口罩的做法。在中国，他被誉为英雄般的北方“鼠疫斗士”。此后几十年，他本人也有效地宣传了这一形象。他的工作无疑是值得尊敬的，但他的倡议与后来口罩在中国或亚洲其他地方的扩散似乎并没有直接联系。这一事件中的另一个关键人物是北里柴三郎。他与其他日本权威人物的意见相左，在疫情暴发期间和紧随其后的一段时间里，他也最终未能说服其他人——鼠疫并非是由鼠携带和传播病菌的疾病，而是一种通过空气传播病菌的呼吸道疾病。他推断伍连德是正确的，并大力支持伍连德的抗疫方法。[5] 东北鼠疫的案例显示了研究全球知识流动和国家间竞争的重要性，同时也显示了破除将国家看作单一研究单位的预设，以及关注国家内部张力的重要性。

此后十年不到，当被不公正地命名的所谓的“西班牙大流感”袭击世界时，在日本本土及其实行殖民统治的地方，口罩的使用开始被广泛提倡。但日本当局的这种做法并非直接传自相邻的中国东北，而是在效仿美国的医疗实践。1918年10月，旧金山市政当局规定“所有人在旧金山都要戴上纱布口罩，以防止流感疫情蔓延”。违反者将面临罚款或监禁，或两者兼而有之。当时美国将佩戴口罩作为保护医务人员以及普通公众的策略的重大决心广为人知，以至于在新冠疫情危机期间也吸引了媒体的注意。[6] 佩戴口罩在大流感期间也引起了全世界的关注，这种做法（与疾病一道）从美国传播到法国和英国，然后传播到日本与其当时实行殖民统治的地区（在日本本土有近40万人死亡，在朝鲜，以及中国的台湾，估计有19万人死亡）。

日本内务省卫生局在组织国家对大流感的应对中发挥了关键作用。1919年2月，在不幸地经历了第一波大规模感染和死亡之后，卫生局迅速出版并分发了不少于500万份的传单，名为“流行性感冒预防须知”。[7] 它向公众和医疗机构提供了五条建议[1]：

1 原文中只列举了四条。在尾注7的参考文献中，作者姜周希列举了她认为日文原文中着重强调的五条建议，这五条建议归纳自日文原文全文。此处“五条建议”的说法是参考了姜的梳理。而具体列举的四条建议则来自对日本原文中“罹らぬには”（不患病的话）这部分四条建议的概括。——译者

1. 与病人、看起来生病的人或正在咳嗽的人保持距离。

2. 避免大量人群聚集。

3. 在拥挤的地方、火车、电车上时，一定要使用“呼吸器”或纱布口罩。如果没有，用“手帕”或你的手轻轻地捂住口鼻。

4. 经常用温盐水漱口，最好用漱口水。

日本在当时实行其殖民统治的朝鲜以及中国的台湾地区也提倡戴口罩。[8] 但由于对1919年3月1日的抗议活动[1]记忆犹新，日本当局看起来至少在朝鲜没有广泛传播关于1919—1920年大流感的信息，在台湾地区可能也是如此。[9]

因此，首次大规模鼓励使用口罩的运动是日本与其当时实行殖民统治的地区对西班牙大流感的应对措施之一。对此我们还需要进行更多的研究，但这种做法很可能并没有在接下来的几年内在广大民众中扎根——显然在朝鲜，以及中国的台湾和东北没有，甚至可能在日本本土也没有。这段插曲所埋下的种子似乎还要等到多年之后才会发芽。1927年和1931年的日本报纸敦促民众在当年的寒冷时节使

1　指“三一运动”，即朝鲜日据时期的民族独立解放运动，以1919年3月1日独立人士在京城府（今首尔）塔洞公园宣读《独立宣言书》为起点，其中宣扬的独立思想影响整个朝鲜半岛，超过200万群众参与反日独立游行。——译者

用口罩。[10]但直到1957年，面对来势汹汹的流感季，我们从东京当局在媒体上发表的文章中仍能感受到人们关于口罩的争论。标题为《口罩有效》的文章号召读者应该“重新考虑其价值”，应该在拥挤的地方尤其是百货商店等处佩戴口罩。[11]显然，佩戴口罩的做法还没有形成习惯。

除了解释这些早期佩戴口罩的观念如何萌芽，还需要进一步调查这几十年来，在应对传染病时佩戴口罩的热情是如何从其他国家的社会常识中消失的。最近《纽约时报》的一篇文章特别展示了1937年一部电影的剧照，“描绘了在流感期间的好莱坞，人们戴着防护口罩接吻以防止感染”(！)。[12]如果口罩在1937年的美国被视为对流感的相当普遍的常识性应对措施，以至于被用在荧幕上展示安全的接吻方式，那么极具讽刺意味的是，在随后的几十年里，两个发展进程以平行、相反的方式展开：东亚加深了对用口罩保护健康的热忱，而这种热忱至少在一个西方国家里消失了。

我相信，从中我们能得到的启发是，公共卫生领域的“文化”实践——与所有领域中的一样——是可塑的，也是可渗透的。它们通过全球信息、知识生产的流动而被塑造和重新塑造，这种流动既不是单向的，也不是线性的：既非简单地从西方到其他国家，也并非简单地从过去到现在。

在上文中，我研究了一种在亚洲尤其是日本司空见惯的社会实践，即佩戴口罩的历史。这项研究有助于解释为何新冠病毒在日本和亚洲其他地方的传播范围相对有限。接下来，我想谈谈日本相对独特的国家政策的历史基础。当我在5月初[1]开始撰写这篇文章时，我相信这些政策是较有日本特色的，但我并不认为通过政府宣布进入相对“和缓”(soft)的紧急状态，就足以实现减少80%社交活动(social interactions)的既定目标。许多根据“大数据”分析进行的估计，结论都是确实没有达到减少80%的效果。即便如此，和缓的紧急状态确实有效地减少了社交活动。

植根于历史中的国家政策

日本国内和世界各地的许多评论家都强调了日本和缓的紧急状态政策的独特性。紧急状态是依据法律制定颁布的，但根据这项法律采取的紧急措施，如关闭餐馆、酒吧以及许多工作场所，以限制有传播新冠病毒风险的社交活动为目的，但其采取的形式是要求和说明，而不是命令、罚款或逮捕。这的确是日本与亚洲、欧洲或北美其他大国之间的一个显著区别。这种政策的根源是什么？

转向“和缓”的紧急状态并不是日本政府过去处理流

---

1 指2020年5月。——译者

行病的方式。在明治时期，在应对当时的重大问题霍乱上，政府的应对方式是强制监禁。正如历史学家顾若鹏（Barak Kushner）最近一篇文章描述的那样，在1877年，新的明治政府颁布了一系列预防霍乱的法律。这些法律赋予警察权力，对患病者生活的区域进行检测、隔离和消毒。而从明治晚期到战后的几十年里，日本政府采取了严厉的强制性措施来隔离麻风病患者。1907年的《麻风病预防法》规定医生必须通报麻风病人，并赋予警察权力强制麻风病人生活在指定的、通常是非常孤立的设施中。即使在医学进步使麻风病的治疗成为可能之后，这些法律依旧有效。在1996年麻风病人从隔离设施离开前，[1]麻风仍是一种可怕的社会污名。[13]

因此，日本政府为应对新冠病毒而实行的相对缓和的紧急状态不仅与亚洲、欧洲和美国所实行的更严厉的限制不同，也不同于日本历史上对霍乱以及更晚近的麻风病的应对措施。

对日本如此不寻常的措施的一个常见的解释是，战后民主已经扎根，国家无法采取严厉的措施来限制个人自由。但我认为这并不全面。毕竟像法国、英国或美国这样在保护个人自由方面有着悠久历史的国家，在警察力量的支持

1　1996年日本正式废除麻风病法定隔离条款，此前对麻风病人进行过长期的强制隔离。——译者

下，反而实施了更为严厉的限制。而且，日本对麻风病的严厉政策也一直持续到了战后。

我认为，日本的应对措施不仅源于反对国家限制个人自由的自由主义承诺，还可以从一种在国家与社会关系中使用劝说的现代传统中找到根源，该传统可追溯到明治时代。这种做法与针对霍乱或麻风病的严厉政策并行不悖，并且有所区分。在战前和战时，它主要被用于疾病控制以外的社会用途。

我在普林斯顿大学的同事，历史学家谢尔登·加龙（Sheldon Garon）将这种做法称为“教化”，它起源于关于教育和培养他人的佛教和儒家思想。这个术语从明治时期一直到20世纪20年代都在被使用。在后来的岁月里，这些计划被描述为“动员”——该词主要在战时被使用，在战后则用“运动”一词描述。加龙认为教化的基础是相信国家和社会中的各种团体可以启蒙民众，并动员或说服人们按国家和社会团体所预想的方式行事。

特别是从20世纪20年代到80年代，我们发现政府推行的一些动员和运动都没有使用强制性的法律力量，例如促进储蓄、限制消费，购买日本产品，通过消灭城区和农村的蚊子和苍蝇来改善卫生，或者教导妇女成为“科学的”母亲和妻子。储蓄运动一直持续到20世纪90年代。在20世纪70年代的石油危机中政府对自愿削减能源消耗的呼吁，以及对2011年“3·11”灾难的应对措施中，我们看到的也是教化，而非强迫。

加龙在他的作品（尤其是名为《塑造日本人的心灵》[*Molding Japanese Minds: The State in Everyday Life*]的书）中表明，这依赖于一个复杂的、由半官方机构组成的社会基层组织（social infrastructure），从国家一直延伸到邻里。这种社会基层组织的例子包括“妇人会”、“在乡军人会”、“产业组合”、青年协会、储蓄协会、邻里协会。政府使用了杂志和海报等媒介改变（modify）大众行为。而最重要的是，官员与民间组织建立伙伴关系，共同合作以劝说人们储蓄、守时、购买本国产品或减少消费。[14] 许多这样的组织已经不复存在，或者改变了形态，但随着时间的推移，新的组织又涌现出来，参与并发挥了重要作用。其中包括家长教师联合会[1]、各种非营利组织、扶轮社[2]或狮子会[3]等民间组织。这里我想表达的关键点在于，通过合作限制社会活动的“要求”并不只是简单地通过媒体向全国广泛传播，

1　家长教师联合会（Parent-Teacher Association），由家长、教师和其他的学校工作人员组成，旨在促进家长参与学校的教育工作。日本的家长需要在子女的义务教育阶段加入子女就读学校的家长教师联合会。——译者

2　扶轮社（Rotary Club），是依循国际扶轮的规章所成立的地区性社会团体，以增进职业交流及提供社会服务为宗旨；其特色是每个扶轮社的成员需来自不同的职业，并且在固定的时间及地点每周召开一次例行聚会。——译者

3　狮子会（Lions Club），是国际性的服务组织，其成员按地区、区域、国家等分别开展组织活动，致力于发展慈善事业。——译者

而是通过许多中间组织有针对性地传达给其成员的。

此外，这种连接政府与社会和经济的基层组织也脱胎于日本历史悠久的所谓“行政指导”。在历史上，行政指导政策的出现是与教化事业的发展并行的。后者将政府与社会组织联系起来，而前者则将政府与经济组织联系起来。维系政府与社会的这两个孪生方面有如一枚硬币的两面。在应对新冠疫情的政策中，两者也都存在。英语政治科学领域描述1920年代到1970年代行政指导之演变的经典著作是查默斯·约翰逊（Chalmers Johnson）的《通产省与日本奇迹》（*MITI and the Japanese Miracle: The Growth of Industrial Policy, 1925—1975*）。此后，学者们批评约翰逊夸大了在经济高速增长的几十年里政府指导商业决策和实践的有效性，或者声称政府的“看得见的手”在最近几十年的经济生活里的作用远没有那么明显。但是，政府机关与工业组织在应对新冠疫情时的合作的确令人印象深刻。2020年5月14日，政府公布了一份清单，清单内有81个经济联合会（economic federation）的重新开业具体指南的超链接[1]，内容包括行业种类、具体的联合会、相关的政府部门，以及每个团体的详细指南文件。这种联合会的存在并不令人惊讶，也难以被称为日本独有。美国也以拥有一个全国性的仓库

1 原文中此段文字附有超链接，即下文中描述的详细指南。由于新冠疫情局势变化，政府政策与文件内容几经更改，网站超链接现已失效。——译者

公司联合会（文件中的第72号[1]）为豪。但美国的经济联合会与政府并未以日本这样的密切关系进行合作。在制订重新开业的计划之前，这些组织以一种类似的、精心设计的方式，传递着来自相关国家机构关于如何停业的要求和指导。能够把这套精心协调的、细致入微的重新开业指南汇集到一起，并在紧急状态开始放宽的一周前公布，表明“行政指导”在日本仍有生命力。

当政府在2020年4月初启动和缓的“紧急状态”时，我并不确定教化或行政指导的社会和经济基层组织仍然能够让劝说而非强制的政策发挥足够的作用。尽管新冠疫情的终结之日离我们尚远，但就目前的结果来看，日本仍掌握着有效的劝说的社会结构，以及通过社交媒体进行的新型劝说机制。当然，现在宣布胜利还为时过早，而且我们可以发现这之中仍存在一些问题，如网络社群霸凌。但值得注意的是，包括日本在内的亚洲国家采取了不同的方法，在应对新冠疫情上取得了相对成功的结果。从亚洲的经验来看，似乎有多种模式和教训可供借鉴，而不仅仅只有一种最佳做法。

1　与日本仓库协会类似，即上文提到的81个经济联合会的重新开放指南文件中的第72个联合会。——译者

日本的鼠疫口罩：思考1899年德国的辩论和大阪医患的苦难 *

[日] 住田朋久
郑铭璇 译

引言

“这可能是欧洲第一次以亚洲的行为为榜样。”2020年4月，在法国几个地方政府出台强制佩戴口罩的措施之后，一位研究法国文学的日本学者说了上述的话。[1] 现在我们可以将这句话修改为“这可能是世界第一次以亚洲的行为为榜样”。在新冠大流行之前，佩戴口罩被认为是东亚文化的一部分。[2] 然而，口罩的历史并没有像人们所期望的那样被深入考察，特别是在日本。

---

* 原文刊载信息：Tomohisa Sumida, “Plague Masks in Japan: Reflecting on the 1899 German Debates and the Suffering of Patients/Doctors in Osaka”, *East Asian Science, Technology and Society: An International Journal* 16(1), 2022, pp. 74-85。

我2020年4月在日文期刊《现代思想》发表的文章指出，日本现代的口罩文化始于源自伦敦的“杰弗里斯氏呼吸器”（Jeffreys’s respirator）。在19世纪70年代末，即1868年明治维新不久后，“杰弗里斯氏呼吸器”在一些医疗仪器的目录中被音译为“レスピラートル”（呼吸器）。1[3] 它不仅因其医疗用途，也在东京等城市中心作为一种时尚单品而流行（图6-1和6-2）。至少在1925年，“レスピラートル”被视为了文明的一部分，当时的广告（图6-1）被重印在《文明开化》一书中。[4] 日本将佩戴口罩视为现代化的方式，欣然接受了它。

关于引进“レスピラートル”后的口罩历史，我曾写道：“医务人员为预防疾病而使用口罩始于1910—1912年的东北鼠疫”，并援引了马来西亚华人医生伍连德发明的口罩为例。[5] 这是我当时在一些论文和书中读到的历史叙事，而它们都是根据伍连德1959年出版的自传写成的。[6] 在我的文章发表后，两位中国学者，王雨濛和张蒙让我知道我的说法并不正确。

在日本，早在1900年，口罩已成为医疗工作者预防感染的工具。随着甲午中日战争后日本海外贸易的增加，从1899年开始，日本群岛经历了有史以来的首次鼠疫暴发（图

1 日本口罩历史的相关图片可以在我的社交媒体上看到（https://twitter.com/sumidatomohisa/status/1236142411820105729）。玄在焕和我曾于《纽约日报》（*The New York Times*）就东亚的口罩历史进行对谈。——作者

6-3和6-4）。图6-4中的图片出现在《日本医疗史》中，其附的说明文字错误地声称它拍摄于“1889年”。[7]

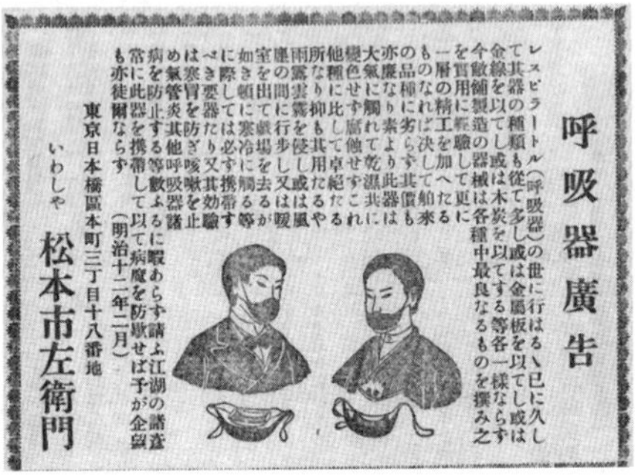

图6–1　松本市左卫门，“呼吸器广告”，1879年2月[8]

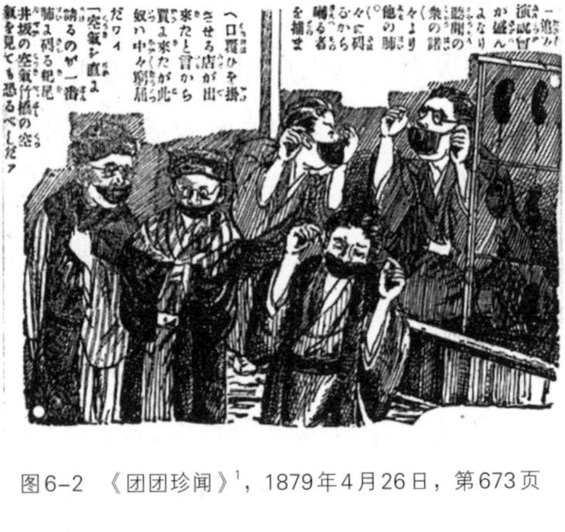

图6–2　《团团珍闻》[1]，1879年4月26日，第673页

1 《团团珍闻》（1877—1907）：明治时期，由野村文夫在东京创刊、发行的讽刺杂志。在自由民权运动的影响下，杂志以漫画、文章、川柳等形式讽刺时事和当权者，影响广泛。——译者

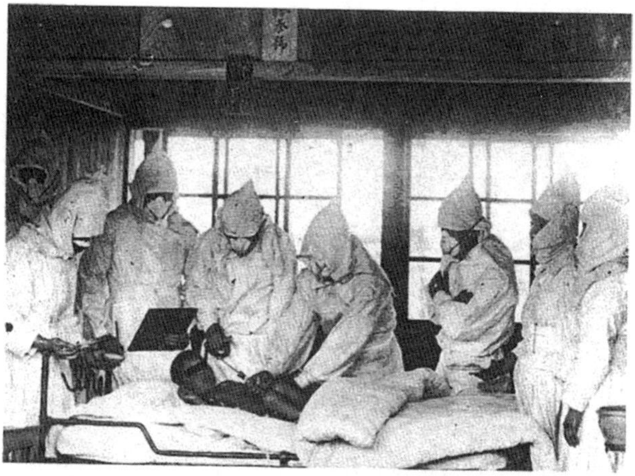

图6-3　鼠疫暴发，桃山医院，日本大阪，1900年？[9]

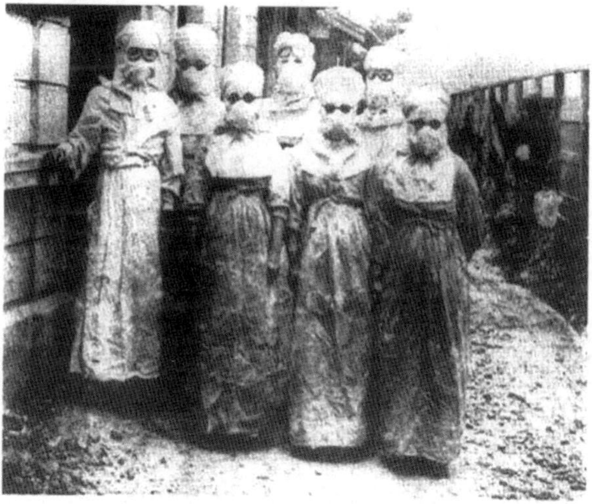

图6-4　鼠疫暴发，桃山医院，日本大阪，1905年？[10]

为了控制鼠疫的流行，日本医生在疫情肆虐的几个月里急于学习最新的文献。如果关注口罩这一物质本身，我们可以发现两波来自德国的辩论的影响（表6-1）。正是从这样的德国学术探讨以及日本医患的遭遇中，日本医生发展出了佩戴口罩抗疫的措施。

表6-1　1899年德国鼠疫报告 / 会议

1899年	关于1897年印度鼠疫的《德国鼠疫报告》(纱布)
1899年10月	德国鼠疫会议
1899年12月	修订版神奈川（横滨）鼠疫指令（纱布）
1900年3月	北里柴三郎和石神亨的新版《鼠疫》，包含德国鼠疫会议的译文
1900年4月	中央卫生局出版德国鼠疫会议的译文

一、《德国鼠疫报告》与横滨的口罩指令：伍连德1926年书中的潮湿纱布口罩

“伍氏口罩”的发明者伍连德在1926年撰写了最早的口罩史中的一部。他提到了两份在1899年出版的文件，一份在德国出版，一份则在日本。虽然伍连德没有提到这两份文件之间的关系，但我们可以猜到德国对日本的影响，因

为这两份文件都建议使用湿润的纱布口罩。1[11]

伍连德记述了在他的“伍氏口罩”发明之前的口罩。在“口罩的历史”一节中，他展示了几份早期关于建议佩戴纱布口罩的记录——一份来自德国，一份来自日本，它们都出现在1899年。[12]

> 目前可见的最早的关于个人预防肺鼠疫措施的现代参考资料载于《德国鼠疫报告》……该委员会建议在口鼻前绑上湿润的纱布并在使用后消毒……
>
> 几乎与德国委员会同时，日本当局颁布了以下条例，推荐使用口罩……

伍连德提到“湿润的纱布”首次出现在1899年的《德国鼠疫报告》中。这份报告出自德国委员会之手，该委员会被派往印度调查1897年的鼠疫流行情况。“湿润的纱布”出现在这份长达300页的报告的最后一句话里。报告建议医生和护理人员“在口鼻前绑上湿润的纱布并在使用后消毒”，称这是最佳的预防措施。[13]

第二条建议引自日本的档案。这份档案被翻译成英文，

1 在1899年之前的1898年10月，维也纳的一名医生和护士们与鼠疫病人一起“戴上了用柔软的填料填充的口罩，口罩浸透着消毒液，只有眼睛不受遮蔽”。——作者

然后刊登在美国的《公共卫生报告》(*Public Health Report*)上。文档的结尾再次出现了关于使用口罩的指令。据称该指令是由神奈川县知事发布的，起因是自1896年3月以来，当地的横滨港有几名船上的鼠疫患者被送入医院治疗：

> 当出现伴有咳嗽和呼吸困难的鼠疫疑似病例时，（医生）应在检查或转运病人时，将其面部用布料或者最好用升汞棉覆盖。而且，一旦发现疑似病例，医生和所有护理人员应该立即用扁平纱布遮盖口鼻。这种纱布直径不应小于4英寸，并在1∶1000的升汞溶液中浸泡后拧干；纱布必须始终覆盖着口鼻，直到工作结束。在病人被转移走后，所有参与清洁和消毒房屋的人同样需要如此操作。1[14]

这条用湿润的纱布捂住口鼻的说明呼应了《德国鼠疫报告》，虽然内容上增加了“升汞溶液”的部分。

虽然这可能是日本，甚至是世界上第一个官方的口罩指令，但1899年12月9日发布的日文原文中却没有关于口罩的条款。[15]伍连德引用的英译版是由四位外国顾问审查后的修订版。其中一位顾问记录了这个过程：

1　这段引文中的着重号为作者后加。——译者

12月24日，神奈川县知事……要求我从横滨的外国医生中推荐一个人选，为日本医务人员组成的紧急卫生委员会提供顾问和咨询……

向这个顾问委员会咨询的是已经施行的紧急条例，以及那些正在计划发布的条例，这些条例在经过修订后，发表在了1900年6月29日的《公共卫生报告》第26期上。[16]

关于口罩的条款是在12月9日和24日之间的某个时间添加到最初的指令中的。到目前为止，尽管几位图书管理员为此做出了巨大努力，我还没有找到任何证据表明修订版曾经发布过。我也找不出增加了这一条款的人究竟是谁。

无论如何，横滨的有些人可能在《德国鼠疫报告》中看到过纱布口罩的使用。但在1899年10月的德国会议上，纱布口罩已经被一位研究口罩的著名学者否决了。

二、日本出版物中的1899年德国鼠疫会议

在《德国鼠疫报告》发布之后，德意志帝国卫生局于1899年10月19日至20日召开了一次关于鼠疫的会议。这场会议的成果随后在半年内被翻译进多个版本的日文书籍中。

与会者达成共识，呼吁采取预防措施来保护护士和医

生。然而，医生们的措施各不相同。[17]

f. 对护士和医生的保护措施。

大家一致认为，应建议对上述人员采取预防措施，但不做强制规定。

加夫基建议在靠近肺鼠疫患者时在嘴前戴上一块湿纱布，以防感染。事后必须对纱布进行消毒。

格奥尔格·加夫基（Georg Gaffky，1850—1918）也曾领导过《德国鼠疫报告》的写作。他重复了他在报告中提出

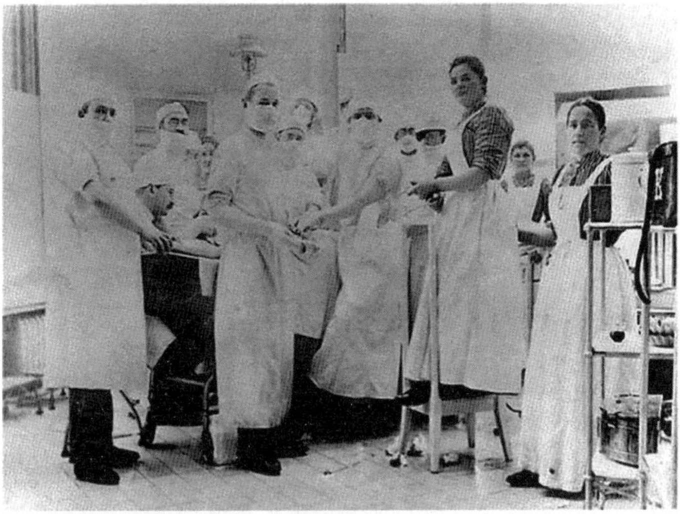

图6-5　米库利奇－拉德基和他的同事在德国布雷斯劳（Breslau，现为波兰的弗罗茨瓦夫），1899？[18]

的观点。但他的观点很快就被细菌学家卡尔·弗吕格（Carl Flügge，1847—1923）反驳了，弗吕格的发现启发了外科医生约翰·冯·米库利奇－拉德基（Johann von Mikulicz-Radecki）在手术室里佩戴口罩的做法。[19]

> 弗吕格反对的理由是，纱布会导致呼吸困难；他建议使用网格非常细密的面罩——将它从帽子上垂下，把头整个包裹起来，并将面罩紧贴在脖子上。

这一描述似乎已经体现在一些在大阪工作的医务人员的装束中（图6-3）。随着讨论的展开，对口罩的必要性的强调逐渐减弱：

> 施蒂克只建议护士佩戴面罩；医生必须自己决定他要在多大程度上保护自己。
>
> 布赫纳和格特纳认为面罩只对肺鼠疫是必要的；后者建议将鼠疫患者安置在特殊房间。
>
> 库尔特建议在肺水肿和鼠疫肺炎期间将鼠疫患者置于面罩（许贝纳口罩[1]［图6-6］）之下，特别是当医生或护士靠近他1米内时。[20]

1　威廉·许贝纳（Wilhelm Hübener），弗吕格的助手，他发明了一种供手术室使用的口罩。——作者

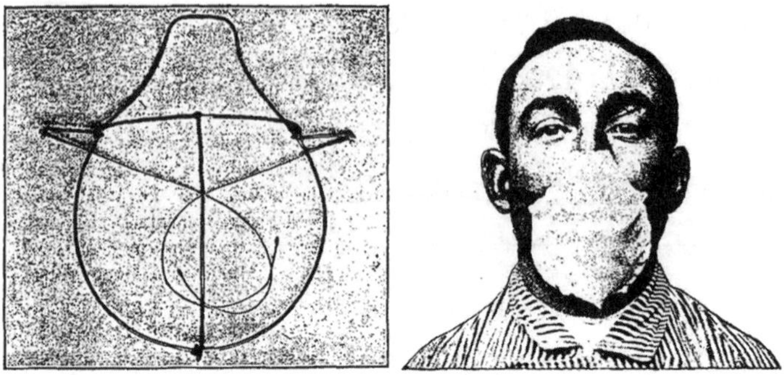

图6-6　许贝纳口罩[21]

在格奥尔格·施蒂克（Georg Sticker，1860—1960）之后，讨论者似乎不再建议医生戴口罩。专门对护士的建议则与1899年12月比利时的指令相同。[22]汉斯·布赫纳（Hans Buchner，1850—1902）、奥古斯特·格特纳（August Gärtner，1848—1934）和海因里希·库尔特（Heinrich Kurth，1860—1901）则建议给病人戴口罩。会议上提出的预防措施五花八门，从湿纱布到面罩，从护士专用到病人专用都有。

完整的会议报告很快被翻译成多个日文版本（表6-1）。日本政府的官方译本于1900年4月出版。[23]另一个译本包含在再版的《鼠疫》一书中。该书最初于1899年12月由丸善株式会社书店出版，于1900年3月再版。第二版从95页扩充到260页，包括47页的《德国鼠疫会议》译文。[24]石神亨（1857—1919）是作者，北里柴三郎（1853—1931）负责校对。他们两人于19世纪70年代初开始在熊本的古城医学院接受医学培训，荷兰医生康斯坦特·乔治·范曼斯菲斯特（Constant George van Mansveldt，1832—1912）在那里任教三年。当他们在1894年调查香港鼠疫时，石神亨在那里感染了腺鼠疫。

在两个日译本中，许贝纳口罩（Hübener's Maske）中的“Maske”被翻译成“仮面”[1]。直到1920年前后，“マスク”[2]在日语中还不常见。相反，日文的医学著作中使用的是“レスピラートル”（呼吸器），包括石神亨和北里柴三郎的《鼠疫》第二版的原文。

三、包括三名医生在内的大阪鼠疫患者之死

尽管德国鼠疫会议似乎没有给出明确的佩戴口罩的建议，但大阪的医疗人员开始在1900年1月佩戴口罩。石神亨是应对大阪疫情的关键人物之一。[25]从香港返回东京后，他于1896年离开北里的传染病研究所来到大阪。次年，他建立了石神病院和大阪私立传染病研究所。1898年，他还被任命为国立大阪疫苗制造所[3]的主任，这是继北里柴三郎

1 假面、面具之意。——译者

2 日语“口罩”，mask的音译。——译者

3 指位于桃山的国立大阪疫苗制造所（“国立の大阪痘苗製造所”）。——译者

指导的东京的疫苗制造所之后的第二个制造所。1899年11月20日大阪暴发鼠疫后不久，他被委托指导细菌学检查，由北里柴三郎、志贺洁、守屋伍造等人负责监督。

在石神亨再版的《鼠疫》中，他还在两个地方增加了关于佩戴口罩的建议。一处是在“护理方法说明”一节的最后一句，指出“任何靠近鼠疫肺炎病人的人都应该用呼吸器[1]或棉花遮住口鼻，并戴上护目镜”。[26] 另一处是在新增的章节“肺鼠疫”中：

> 医生、护士和其他接近病人的人应该格外小心。最实用的预防方法是用全套呼吸器遮住口鼻，戴上护目镜盖住眼睛，并在检查病人后立即对呼吸器彻底地消毒。[27]

石神亨的建议比书中收录的德国鼠疫会议的建议更严格。这是因为他目睹了许多人感染肺鼠疫。在提出防护建议之前，该章花费了20多页来描述肺鼠疫病例。它以台湾的堀内次雄（1873—1955）的报告开头。当时台北有多个包括医生在内的肺鼠疫死亡病例，维也纳的实验室也出现了死亡病例。

---

1 原文为デスピラートル。——作者

在1899年11月至1900年1月的第一次大阪疫情中，出现了一个有14名病人的肺鼠疫聚集性病例。石神亨记录了三份详细的医生病例，以及他们与其他11名病人的联系。[28]38岁的马场硕一和44岁的若林启在12月26日前访问了一个病人家庭。马场硕一感到一个病人咳出的痰落在了他的右脸颊上。

1900年1月1日或2日，若林启在桃山医院告诉他的朋友平田大三医生：

> 我在履行我的职责时被这波鼠疫感染了。当然，死亡是意料之中的事。我相信这种疾病是通过病人的呼吸传播的。今后任何与病人接触的人都应该用口罩[1]完全遮住口鼻，间或吸入抗菌剂，以防感染。[29]

1月2日，马场硕一和若林启都去世了。与平田大三一起将若林启抬到桃山医院的47岁的医生山中笃卫也于1月7日去世。在他们逝世后，对检疫人员的指令发生了变化："所有检疫人员现在（即从1月7日起）在医疗检查中遇到咳嗽的病人时，应使用防尘眼镜和白色针织呼吸器……"[30]《鼠疫》的作者石神亨曾在12月31日晚上亲自为若林启诊断。

1　原文为：覆面して口鼻を被い。——译者

他有足够的理由相信，医生也需要仔细地戴上口罩。

正是大阪医生们的逝世让医务人员们戴上口罩，以防被鼠疫感染。不然的话，无论是德国鼠疫报告 / 会议或是台北的医生的死亡都不足以使他们采取这样的做法。鼠疫口罩诞生于知识和苦难相遇的地方。

结论

口罩是作为日本现代化的一部分出现的。自19世纪70年代末，城市中心孕育了呼吸器文化。在1900年大阪的医患死亡后，对鼠疫口罩的建议措施比德国鼠疫会议提出的更严格。关于医生和其他人是否应该戴口罩的讨论一直持续到1910年左右的东北鼠疫。[31]

有一种可能性是，口罩的大众化使用（vernacular usage）是在官方建议之前。如果的确是在1900年1月的大阪鼠疫之中开始有人戴口罩，那么图6-7中的口罩广告就变得更加重要。在大阪发现肺鼠疫患者之前，“呼吸器”已在东京被宣传为“鼠疫预防器”。

甚至在这篇广告的前一年，另一种口罩文化已经出现在东京和周围的地区。[32] 图6-8的文章写道，从1898年年底到1902年春天，掩盖口鼻在东京很盛行。文章称，这些口罩原本是为了防寒。但也存在另一种可能，即东京的人

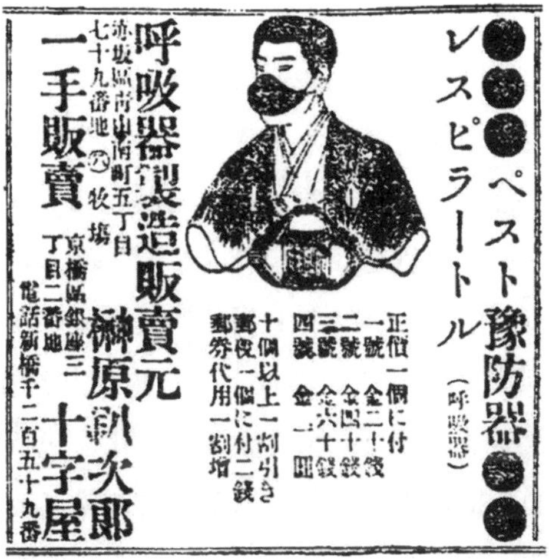

图6–7 “鼠疫预防器：呼吸器”，中央新闻，1899年12月14日[33]

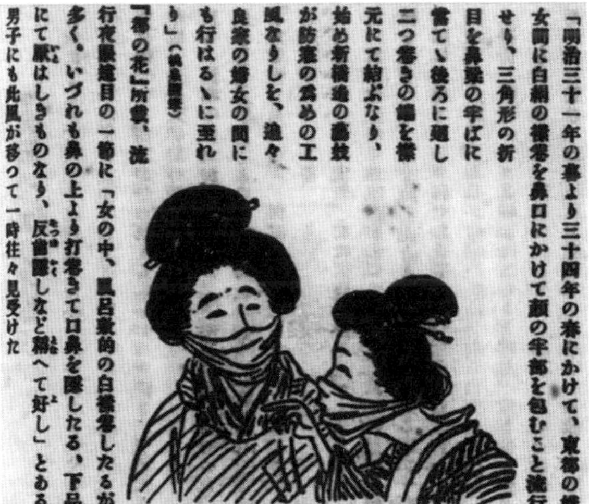

图6–8 “这种趋势也扩展到男人身上，在那些年屡见不鲜”[34]

们是在试图保护自己不被鼠疫感染，因为自1896年以来，鼠疫已经蔓延到日本群岛的多个港口。

日本的口罩历史是相当全球化的，不仅体现在其与西方国家的关系之中，也体现在日本与其他东亚地区的关系里。在日本，自19世纪70年代引进杰弗里斯氏呼吸器以来，口罩逐渐变得常见。1899年起暴发的鼠疫和1920年前后暴发的流感促使医生和市民们戴上了口罩。甚至在那之后，日本也在其他语境下继续培育着口罩文化，包括将其作为学校午餐打饭时的卫生规范，以及预防花粉过敏、流感和新冠病毒的措施。

日据时期朝鲜卫生口罩的出现与普及*

［韩］玄在焕

黄永远　译

绪论

本文旨在考察口罩作为一种卫生用品在日据时期朝鲜出现与普及的过程。新冠疫情暴发后，随着佩戴口罩的日趋普遍，医学史及相关领域研究者开始关注传染病防疫口罩的历史起源。如果考虑到此类研究出现的背景乃是新冠大流行的话，那么这些研究多聚焦于传染病或流行病暴发的历史时期也就不足为奇了。例如，美国史领域关注医学史的学者，针对1918—1919年西班牙大流感时，亚洲比欧美佩戴口罩更为普遍的现象，试图从1910—1911年中国东北鼠疫流行期间使用的防疫口罩追溯其源头。[1] 相关研究

* 原文刊载信息：현재환,「일제강점기 위생 마스크의 등장과 정착」,『의사학』31(1), 2022, pp. 181-220。

认为，时任清朝防疫负责人的伍连德在外国医师们的质疑声中，坚持主张当时流行的鼠疫为肺鼠疫，并发明、推广纱布口罩，成功遏制了流行病，这成为口罩在医学史上诞生的契机。[2] 在这一叙事框架下，几年后暴发的西班牙大流感成为促使防疫口罩从中国向全球扩散的核心事件。[3]

最近，中日两国的青年医学史学者对上述以流行病为中心的历史叙述提出了质疑。[4] 住田朋久的研究显示，德国卫生学界自19世纪末就已开始讨论将口罩引入鼠疫防疫的必要性，而深受德国医学影响的明治日本，则于1899—1900年前后在（疑似为肺鼠疫的）大阪鼠疫防疫中引入了口罩。当时主持防疫的石神亨及其师北里柴三郎，提出佩戴口罩作为防范鼠疫措施的倡议。这一举措在其后1905年澳大利亚昆士兰的鼠疫防疫中被采纳。[5] 张蒙则基于同样的脉络，认为1910—1911年东北鼠疫流行之际伍连德提出佩戴口罩的建议，并非如部分史学家所言的独创之举，也未曾招致众多反对。[6] 两位青年学者共同指出，最晚自19世纪70年代末起，清朝和明治日本就已出于医用目的，在一定范围内使用名为“呼吸器”的口罩。尤其是在日本，除防疫目的外，口罩作为“卫生现代性”的象征，已在东京城市居民之中广泛流行。[7] 正因为口罩作为卫生用品广泛流行，因此在大阪鼠疫流行之际，当地城市居民在没有政府指令的情况下，纷纷佩戴“预防肺鼠疫”的口罩。[8] 上述研究启发我们，在考察口罩的历史时，比起传染病大流行的特定时间段，应该先从口罩在更广泛的卫生实践中被实际运用的过程入手。

本研究旨在基于上述东亚口罩佩戴历史的研究成果，考察当时日本的殖民地朝鲜的事例。目前关于殖民地朝鲜的相关研究，主要围绕1918—1919年西班牙流感大流行之际，戴口罩被纳入朝鲜总督府防疫方针的过程展开。[9] 此外，在医学史领域之外，近来分析日据时期广告的研究亦对口罩佩戴的历史有所涉及。相关研究认为，在西班牙大流感末期，自1919年12月朝鲜总督府下达佩戴令之后，口罩开始出现于报端。[10] 不过，前人研究对于西班牙大流感之前口罩是否已经出现在与传染病相关的医学文献和防疫现场，并未进行探讨。此外，也未曾涉及大流行之后戴口罩行为是否普及，如若普及，其机制和背景是什么，以及所使用的口罩种类等问题。

有鉴于此，本文将利用大韩帝国时期（1897—1910）至日据时期（1910—1945）的医学教科书、防疫相关文献、外语词典、新闻报道等多种资料，基于“物的社会生命”（the social life of things）这一观点，审视口罩在殖民地朝鲜的引入及其使用过程的全貌。笔者认为，口罩作为卫生用品出现于朝鲜是在1919年年末至1920年之间，相比周边其他国家滞后许多，而推动口罩佩戴普及化及问题化的根源，除了地方防疫当局的政策外，关于儿童保健的家庭卫生讨论也发挥了重要作用。[1]本文旨在全面考察卫生口罩在殖民地朝鲜社会在地化的过程，以期对近来韩国医学史中医疗用品作用的研究有所裨益。[11]

一、不戴口罩，以手捂嘴

较之于周边国家，在相当长的一段时间内，口罩并未出现在朝鲜的卫生话语与实践中。自19世纪70年代末起，明治日本和清朝的知识分子已相继开始谈论、使用口罩，同时，口罩逐渐成为卫生运动和传染病防疫等各类卫生实践中的常客。与此相对，口罩在朝鲜出现相对较晚，直到日本帝国吞并朝鲜很久以后的1920年，才开始被纳入卫生实践。

卫生口罩历史的肇兴起源于呼吸器这一医疗器具的开发。19世纪30年代，当细菌学尚未兴起，瘴气说仍占支配地位时，英国外科医师朱利叶斯·杰弗里斯发明了遮挡口部或可同时遮挡口与鼻的呼吸器，这一用具能够截留住肺结

1 笔者最近新发现了1911年春朝鲜总督府下达的强制规定理发业者为顾客剃须时必须佩戴口罩的法令（朝鲜总督府警务总监部令第六号，《理发营业取缔规则》，1911年5月2日），并正就此开展研究。不过，理发店中的口罩佩戴规定相对来说与防疫无关，且仅限于理发师这一特定职业。因此，口罩作为卫生用品大众化、落地化的时期，仍应是在西班牙大流感之后。——作者

核等呼吸道疾病患者在寒冷天气呼出的热气和湿气，使其不致逃逸，从而缓解患者的呼吸障碍。1836年，杰弗里斯发明的呼吸器在获得专利许可后，作为能够阻断外部寒冷空气的呼吸性疾病预防用品，被英国药商界广为宣传，大受欢迎。[12]

在东亚，关于呼吸器的最早记录见于德国传教士罗存德编纂的英汉词典《英华字典》(1869)，罗存德在书中将其译为“呼吸之器”。[13] 其后，明治日本出版的《附音插图英和字汇》(很可能参考了上述罗氏词典)收录了“呼吸器”的词条。[14] 日本的广告宣称其为能够预防冷空气环境下引发的呼吸道疾病的工具，呼吸器开始作为卫生现代性的象征而被大众消费。[15] 至19世纪80年代末，在细菌学说已于日本普及的背景下，东亚传统医学中关于肺病病因的“肺虫”学说转换为细菌学解释，而口罩则被认为能够阻断细菌被人体吸入，与此相应，东京、大阪等城市的知识分子阶层和患者纷纷开始使用口罩。[16] 在同一时期的清朝，上海租界的宣教医院似乎也已经出于医疗目的，在小范围内使用这种呼吸器。

此外，在清朝和明治日本的知识分子阶层之间，还有其他种类的呼吸器被使用。其中之一是由苏格兰化学家约翰·斯滕豪斯发明并获得专利的以木炭粉为滤芯的“斯滕豪斯呼吸器”。当时英国圣巴多罗买医院(St Bartholomew's

Hospital）的护士和治疗师出于阻断恶性空气或所谓的“瘴气”的目的而佩戴这一口罩。[17]1881年，由清朝雇用的英国传教士傅兰雅（John Fryer）译介的教科书《化学卫生论》，将斯滕豪斯呼吸器作为西欧科学成就的事例之一进行了介绍。[18]此外，傅兰雅和徐寿合作翻译的化学教科书《化学鉴原》（1871），以及和傅兰雅共同对中国近代化学用语确立做出重要贡献的传教士嘉约翰（John Glasgow Kerr）的《化学初阶》（1870），也均将斯滕豪斯呼吸器作为说明“瘴气”（傅兰雅称为“臭气”）概念的工具进行了重点介绍。[19]

日本早在1901年就开始出现关于呼吸器的专利。1910年前后，市面上已有多种日式呼吸器销售。在1901年上市的产品中，有一款名为“安全呼吸器”（图7-1，左）[21]，当时广告称其由佐野半兵卫申请专利，中滨东一郎博士负责品质保证，产品不仅能够防范“寒冷”和“呼吸道疾病”病毒，还能阻断“织布、采石、煤矿、纺纱”等各个行业现场“飞散”的“病毒”被人体吸入。[1]同一产品出现于1934年出版的《东京医科器械同业组合目录》。图7-1右侧产品中的C270名为“中滨安全呼吸器”，分黑色和白色两种，

1　在该广告中，专利申请号显示为20184号，但从专利5724号的明细书来看，上述广告宣传的产品与5724号的发明者为同一人，且内容基本一致，据此可判断两者为同一产品。实际上并不存在编号为20184号的专利产品。具体可参见日本专利厅旗下的日本专利信息平台J-PlatPat（Japan Platform for Patent Information）。——作者

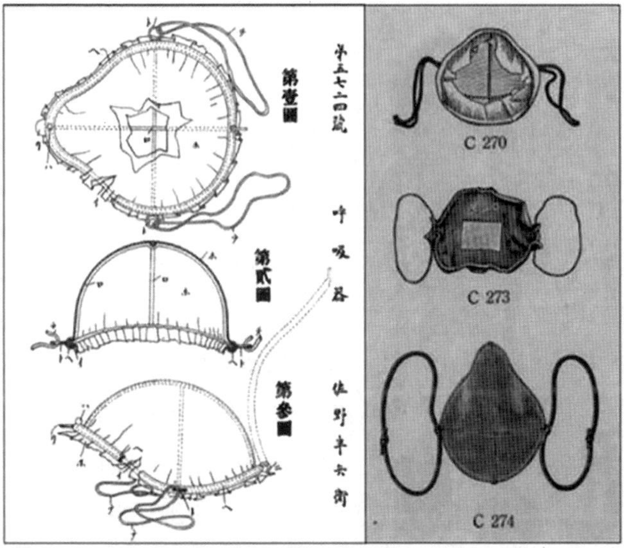

(佐野半兵衛, 1901: 19; 東京医科器械同業組合, 1934: 82)

图7-1　日本1901年获专利认定的呼吸器设计图（左）与1934年保健卫生器具销售目录一览表收录的各类呼吸器（右）[20]

黑色售价为0.7日元，白色则为0.35日元，是黑色款价格的一半左右。如果说“安全呼吸器”被认为是供军人和矿工等专业人士使用的话，那么C273则是当时民间广泛使用的典型的呼吸器。这一产品由棉布、缎子、天鹅绒等原料制成，其中棉布制成的最廉价，为0.35日元，以缎子、天鹅绒为原料的则分别为0.6日元和1日元。虽然原料不尽相同，但布料色泽均为黑色或其他暗色。同时，口罩内部与口部接触的部位，附有植入滤芯的夹片，可以内嵌物品或进行替换。[22] 此款C273一直被称为“呼吸器”，直到西班牙大流感之后，才更名为“口罩”（详见第二节内容）。

朝鲜王朝末期，朝鲜知识分子很可能已通过傅兰雅的《化学卫生论》得知呼吸器的存在。有资料显示，朝鲜王朝政府曾于1882年引进该书籍。事实上，最早介绍卫生相关知识的朝鲜文著作——池锡永的《新学新说》（1891）一书，无论在结构还是内容上，都受到傅兰雅《化学卫生论》的影响。[23] 与此同时，“清洁的空气”和“呼吸卫生”在朝鲜王朝末期的卫生话语中也占据了重要位置。例如，1900年10月，面向下层民众和妇女发行的韩文报纸《帝国新闻》，曾连续两天在头版头条位置刊登题为《呼吸论》的社论，文中区分了“清洁”的“好空气”和“混浊”的“恶气”，指出后者具体表现为呼出的气体、关上房门后燃烧暖炉所排放的气体、腐烂之物发出的恶臭、打扫房间时扫出的灰尘等。同时，文章主张避开上述混浊的空气，就是保护“肺经”这一人体最为重要的呼吸器官，从而确保卫生、长寿。[24] 其后，《大韩每日申报》《皇城新闻》《万岁报》等朝鲜末期的报纸和《太极学报》《少年韩半岛》等杂志也纷纷将不吸入混浊的空气作为卫生论的核心内容加以宣导。[25] 例如，《少年韩半岛》的一则报道称，吸入不洁空气中的“尘埃”或“小虫”，会导致咽喉及肺脏病变。[26]

即便如此，当时朝鲜并未出现诸如斯滕豪斯呼吸器的口罩。在公众卫生层面，所谓的“治道论”（即对污物和居住空间进行分离的城市改造），处于核心地位；而在个人卫生方面，则仅限于倡导养成室内换气，以及用阻断灰尘的“天然呼吸孔”——鼻腔，而非口腔进行呼吸的习惯。[27] 这同样表现在教科书的知识呈现上，例如，济众院医学校第一届毕业生洪锡厚于1906年翻译出版了首部面向医学生的朝鲜语生理卫生教科书——《新编生理教科书》（作者为日本卫生学者坪井次郎，1897），该书在关于呼吸器官的论述中，对呼吸器只字未提。[28]

在学术领域之外，传染病防疫活动中也未发现使用呼吸器的痕迹。1899—1900年，日本大阪和神户地区暴发黑死病，日本方面怀疑其为鼠疫肺炎，因此除了采取捕鼠、患者隔离等传统的防疫对策之外，还下令要求接触患者与死者的医护人员都必须穿戴包含呼吸器在内的全身防护装备。当时负责细菌检查的石神亨在其后出版的《鼠疫》（1901）中也发出劝告，如发现鼠疫肺炎疑似患者，照看患者的护士亦需要佩戴包括口罩在内的防护用具。[29] 大韩帝国密切关注日本鼠疫的进展，并详细介绍了日本政府的防疫措施。[30] 尤其是在1900年，官立医学校校长池锡永和教师古城梅溪还专门举办了鼠疫预防讲座。[1][31] 当时报纸的报道说明了一个事实，即大韩帝国卫生当局虽然并未知悉大阪及神户开展的防疫活动的全貌，但对于基本概况确有较为详细的了解。例如，《帝国新闻》上刊登的《黑死病防治法》详细介绍了针对肺鼠疫的主要宿主——鼠类的应对方案和患者管理相关的物品消毒方法等知识，尤其是呼吁鼠疫患者家庭的照护者和清洁工，要经常确认皮肤状况，并佩戴手套、穿好袜子。[32] 不过，文中的防护用具目录依然未包含呼吸器。

这难道是因为朝鲜和日本的医师不同，朝鲜医师将鼠疫仅视为腺鼠疫，从而未将呼吸器纳入防护用具之列吗？答案应是否定的。这一结论可从下列一则时间略晚的报道中得到印证。1908年，刚毕业于日本齿科专门学校的金英哉在刊登于《太极学报》上关于唾痰的一篇卫生论文中介绍道，此类唾液和“唾痰”中，含有“微菌”，鼠疫中也有能够通过痰液和唾液感染的种类。由此可见，当时与传染病

1 《皇城新闻》刊登的讲座概要包含了当时在日本国内医师看来关于鼠疫病因有误的信息和应对方法。讲座内容指出，鼠、虫、蚕、蚊、蝇及污染物是引发鼠疫的病因，相应的防疫措施是保持衣服清洁和住宅通风顺畅。事实上，这并非仅针对鼠疫的论述，而应视为鼠疫背景下出现的旨在预防传染病的一般性卫生话语。——作者

防疫距离较远的朝鲜医护人员，已知道鼠疫肺炎的存在。1[33]然而，金英哉也未提及呼吸器，而是建议往盛装痰液的桶状“唾具”里吐痰，以及清理房屋附近的吐泻物，切勿随意放置。[34]逮至1912年，鼠疫的飞沫传播可能性和伍连德的口罩防疫举措的真相业已水落石出之时，中央卫生协会朝鲜支部编撰出版的《最新通俗卫生大鉴》虽然提及肺鼠疫是黑死病的重要类型之一，但也只是简单地指出相关的预防法并不合适。2[35]

将痰液吐入“哗壶”等痰盂的做法，是关于肺结核这一飞沫传播疾病最广为人知的预防方法。1912年，日本红十字会积极参与结核预防运动，朝鲜红十字会也与此相配合，于1913年翻译北里柴三郎的《结核预防讲述书》(以下简称《讲述书》)，并分发至朝鲜的多家医院。《讲述书》的核心在于呼吁保持“4尺3以上”的社交距离，以及让患者向“哗壶”吐痰，消毒后将痰液废弃，以尽可能避免飞沫传播。[36]有关于此，台湾地区的医疗史学者雷祥麟提出了如下设想：

---

1 日据时期初，即1910—1911年东北鼠疫流行之际，朝鲜总督府旗下的医师们均同意此为肺鼠疫的主张。与伍连德自己的夸张描述不同，当时肺鼠疫的存在本身未受质疑，但围绕东北流行的鼠疫的主要类型到底是肺鼠疫，还是发端自腺鼠疫的肺鼠疫，抑或是其他类型等问题，依然众议纷纷、没有定论。对此，北里柴三郎提醒朝鲜总督府东北鼠疫很可能是肺鼠疫，总督府虽表示同意，但依然采用传统腺鼠疫的防疫方法（捕鼠）。——作者

2 该书应是译自东京帝国大学病理学者山极胜三郎等的编著。——作者

3 这一时期，朝鲜的1尺约合30.3厘米。——译者

20世纪10年代，欧美及东亚各国为了预防结核开展反吐痰运动，这使口罩不仅具有阻断外部传染源这一目的，还强化了其防止可能通过本人唾液向他人传播疾病的这一道德因素，而这很可能对其后1918—1919年西班牙大流感时普通民众义务佩戴口罩的做法产生了一定影响。[37] 据雷祥麟判断，外科口罩的出现始于1897年德国细菌学家弗吕格关于结核菌飞沫传播的讨论，此后救治结核患者的医护人员所使用的口罩不断更新，同时由于群众性的结核退治运动，口罩最终走出手术室，推广至大众的日常生活。[1][38]

不过，就殖民地朝鲜而言，肺结核预防运动对于口罩佩戴的影响微乎其微。1918年，朝鲜总督府发布的《关于预防肺结核的规定》将在公共场所安置"哗壶"、患者往"哗壶"中吐痰作为核心，却未就患者的咳嗽做任何规定。[39] 而在1917年，朝鲜总督府警务总监部卫生课编纂了医生考试参考教材《医方纲要》一书，该书涵盖法定传染病及其他

1　殖民地朝鲜的医院，尤其是手术室和诊疗室中外科口罩使用的历史，并非本文所能探讨的。但仅从现存易于入手的照片资料来看，1908年前后大韩医院的手术室、20世纪10年代塞弗伦斯医院的诊疗室，以及总督府医院诊疗室等现场，并未见到口罩。20世纪10年代唯一一张出现口罩的照片拍摄的是1916年朝鲜总督府医院妇产科手术的场面（见首尔大学医院医院历史文化中心网站），此后出现的是1927年京城医学专门学校和朝鲜总督府医院的毕业相册中收录的妇产科手术照片，但在同一相册的外科手术场景中，却没有任何人佩戴口罩。不过自20世纪30年代起，大部分医院在进行外科相关的临床教学、病理学实习、外科手术时，相关人员均已佩戴口罩。20世纪20年代拍摄外科手术场景时，人们有可能故意脱去口罩，但事实如何无法确认。——作者

朝鲜流行的传染性疾患的病因、预后、疗法、预防等内容，其中关于肺结核的预防措施，包含了旨在防范患者飞沫传播而用“布片”遮嘴的建议。而关于同样被认为由飞沫传播引起的白喉、天花、猩红热的预防方法，书中也指出患者咳嗽的时候，应用布片捂嘴，以阻止痰液飞溅，用过的布片则应在消毒后重复利用。[40]

最终，肺结核对飞沫传播传染病的常规防疫实践产生了影响，但是这仅限于患者咳嗽时要捂嘴，以及患者和常人应保持社交距离的程度而已。在20世纪10年代殖民地朝鲜的卫生当局看来，飞沫传播可通过用手绢或布片捂嘴以阻断唾液飞溅的方式解决。至少仅从《医方纲要》来看，肺鼠疫作为一种从未在朝鲜暴发过的传染病，书中对其预防法未多做讨论。而至于流感，虽然感染者众多，但仅为轻微的季节性疾病，没有必要强调预防方法，因此书中也只是提及了用于缓和症状的药物而已。[41]

直到1920年前后，在殖民地朝鲜的卫生话语和实践之外，呼吸器和口罩仍不是常用物品。据对1880年至1937年之间出版的11部朝鲜语－外语双语词典，以及1922年、1934年分别出版的两部新造词词典的分析显示，[42] 从1880年里德尔（Ridel）的《韩法字典》开始，至1920年朝鲜总督府的《朝鲜语辞典》，没有任何一部词典中出现口罩或呼吸器相关词汇。虽然1890年的《英韩字典》和1891年的《韩

英字典》中收录了“Mask”一词，但仅是指假面舞（탈춤）或假面剧（탈놀음）等传统艺术中使用的“탈”的译语而已。以“가면”（假面）一词来翻译“탈”的做法，始见于1920年朝鲜总督府出版的朝日词典——《朝鲜语辞典》，而首次将“Mask”翻译成“가면”（假面）或“복면”（覆面），则始于1924年刊行的英韩词典——《三千字典》。自19世纪60到70年代起就在中日两国词典中推广介绍的“呼吸器”，直到1928年才出现于金东成编撰的《鲜英字典》上，且仅此而已。而就“口罩”一词而言，1934年，青年朝鲜社出版的《新语事典》将“마스크”作为新造词收录其中，并定义为“假面”“部分或全部遮住脸部的东西”，第一次给出了近似于今天的定义。直到1937年李钟极编撰的《外来语辞典》中，才出现了类似“预防感冒”的医用口罩的相关定义。

从上述关于“口罩”一词使用情况的梳理来看，至少到20世纪20年代为止，“呼吸器”“口罩”并未达到可以收入辞典的广泛使用程度。那么，较之于中日两国，“呼吸器”和“口罩”缘何在朝鲜迟迟不曾普及呢？对此有待进一步的研究，笔者在此仅试举一种推测性说法，即当时鼠疫并未在朝鲜大规模流行。在中日两国，肺鼠疫的暴发对于口罩引入防疫工作起了决定性作用，与此相对，虽然朝鲜知识分子和在朝日本医师早已知道肺鼠疫的存在，但是一直到20世纪20年代，肺鼠疫都未曾在朝鲜流行，因而也就自然没有认识到佩戴口罩的必要性。[43]

二、西班牙大流感与口罩防疫指南

口罩在朝鲜成为防疫的重要人工制品始于西班牙大流感结束，即1919年年末至1920年年初之际。据金择中分析，西班牙流感从1918年春开始流行，同年9月，时值第二次蔓延，朝鲜也开始出现发病报告，此后在冬天到达流行峰值，而自次年1月起呈下降趋势。据估计，这期间朝鲜至少有14万人死亡。[44]尽管“流感患者数量惊人”，但朝鲜总督府并未采取应对措施。人们仅仅知道流感通过感染者呼吸道排出的分泌物进行传播，且传播能力强，但对病因本身并无定论，也没有相应的治疗方法，适用的法令亦不明晰。当时主导卫生行政的宪兵警察除了通过“检病户口调查”（挨家挨户筛查）、统计感染者和死亡者之外，可谓束手无策。[45]

1918年冬季前后，日本国内和其他由其实行殖民统治地区先后制定、颁布了相关预防规定，朝鲜总督府则迟迟没有决定应如何要求民众做好个人卫生，从而导致民众在毫无防备的状态下遭受了1919年春第三次蔓延的袭击。1[47]

1　世界上最早实行普通民众必须在公共场合佩戴口罩命令的地区是1918年10月制定强制法令的美国旧金山市。日本及其殖民统治地区并未下达此类强制佩戴的命令，而是采取了更接近于一种行政倡议的形式。——作者

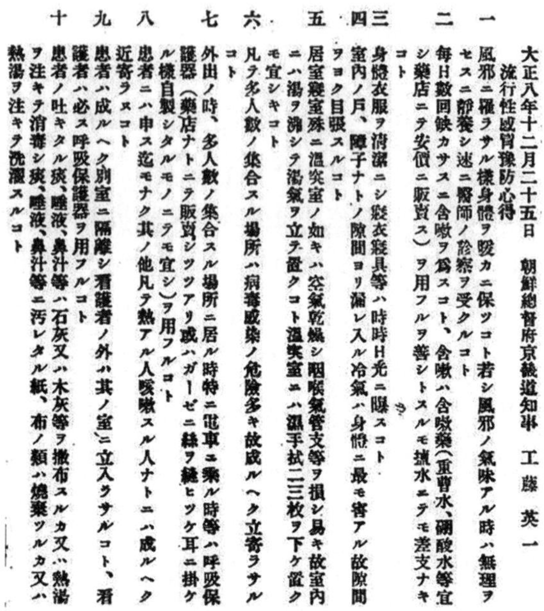

大正八年十二月二十五日　朝鮮總督府京畿道知事　工藤英一

流行性感冒豫防心得

一　風邪ニ罹ラサル様身體ヲ暖カニ保ツコト若シ風邪ノ氣味アル時ハ無理ヲセスニ靜養シ速ニ醫師ノ診察ヲ受クルコト

二　毎日數回鹹カサスニ含嗽ヲ爲スコト、含嗽ハ含嗽藥（重曹水、硼酸水等宜シ藥店ニテ安價ニ販賣ス）ヲ用フルヲ善シトスルモ淸水ニテモ差支ナキコト

三　身體衣服ヲ淸潔ニシ寢衣寢具等ハ時時日光ニ曝スコト

四　室内ノ戶、障子ナトノ隙間ヨリ漏レ入ル冷氣ハ身體ニ最モ害アル故隙間ヲヨク目張スルコト

五　居室寢室殊ニ溫突室ノ如キハ空氣乾燥シ咽喉氣管支等ヲ損シ易キ故室内ニハ湯ヲ沸シテ湯氣ヲ立テ置クコト溫突室ニハ濕手拭二三枚ヲ下ケ置クモ宜シキコト

六　凡テ多人數ノ集合スル場所ハ病毒感染ノ危險多キ故成ルヘク立寄ラサルコト

七　外出ノ時、多人數ノ集合スル場所ニ居ル時特ニ電車ニ乘ル時等ハ呼吸保護器（藥店ナトニテ販賣シツツアリ或ハガーゼニ綿ヲ縫ヒツケ耳ニ掛ケル様自製シタルモノニテモ宜シ）ヲ用フルコト

八　患者ニハ申ス迄モナク其ノ他凡テ熱アル人咳嗽スル人ナトニハ成ルヘク近寄ラヌコト

九　患者ハ成ルヘク別室ニ隔離シ看護者ノ外ハ其ノ室ニ立入ラサルコト、看護者ハ必ス呼吸保護器ヲ用フルコト

十　患者ノ吐キタル痰、唾液、鼻汁等ハ石灰又ハ木灰等ヲ撒布スルカ又ハ熱湯ヲ注キテ消毒シ痰、唾液、鼻汁等ニ汚レタル紙、布ノ類ハ燒棄ツルカ又ハ熱湯ヲ注キテ洗濯スルコト

图7–2　1919年12月京畿道知事工藤英一公布的《流行性感冒预防心得》[46]

事实上，日本内务省卫生局至1918年夏为止，都只是和美国一样，仅要求防疫负责人佩戴口罩或呼吸器，自1919年1月开始，要求在人员混杂的场所，必须佩戴“呼吸保护器”，且咳嗽时须以手绢等物品遮挡口鼻。1[48]与此同时，“台湾总督府”在日本国内改变防疫思路前，于1918年11月就已颁布《流行感冒预防心得》，其中包含了出现患者的家庭

1　在福冈县等地方，早在1918年11月就已开始下达呼吁普通民众佩戴口罩的倡议。——作者

需佩戴口罩的内容。[49] 与同样实行殖民统治的台湾地区的迅速应对相比，朝鲜总督府直到疫情第四次蔓延的1919年11月末，才首次向各道知事下令，要求对“一般民众”广泛宣导“预防方法”，并向朝鲜民众下达“外出前往人多聚集的场所”或近身看护患者时，要佩戴“呼吸保护器”的指令。[50] 其后在1919年12月27日，京畿道知事首次发布了包含个人卫生详细内容的《流行性感冒预防心得》(以下简称《心得》)，此后其他各道知事也相继下达了要求民众遵守这一文件的指令。[51]

历史人口学研究者速水融认为，朝鲜总督府当时应对迟缓，是因为没有减缓流感传播的合适方法。[52] 不过，同一时期“台湾总督府”和日本政府实际上也未必有遏止传播的明确方案。朝鲜相对滞后的应对措施，很可能是因为殖民地的社会政治状况。至少在1919年春夏之际，朝鲜总督府为了收拾“三一运动”引发的政治混乱局面，对警察进行了总动员，导致没有余力开展以警察为中心的卫生管控。1919年1月到3月，朝鲜总督府的机关刊物虽几次提及警务总监部卫生课的预防方案，但最终并未公布而不了了之，直到11月份又重新出现相关立法的讨论，其间中断数月很可能是因为“三一运动”导致以警察为中心的卫生管理体制无法正常运作。

此外还有一个原因在于朝鲜并没有与日本国内和其实

行殖民统治的台湾地区等地制定的《心得》相配套的物质条件。上文业已提及，截至1919年，口罩和呼吸器在朝鲜并未普及。例如，1918年10月22日《每日申报》上一则警告流感飞沫传播可能性的报道仅强调“咳嗽时要以手绢捂嘴”，根本没有言及口罩。[53]

呼吸器出现于朝鲜总督府的官方话语中，始自1919年1月总督府机关刊物《朝鲜汇报》的一篇文章。该文由警务总监部卫生课原亲雄嘱托牛岛友记撰述，对流感的历史、病因及预防法进行了说明。原亲雄和牛岛友记在文中介绍了如下流感预防方案：（1）禁止集会；（2）暂时停课；（3）政府机关和各类企业等无法中断作业的人员，可在经医师开具痊愈证明后上班；（4）治愈患者上班时应与他人保持3尺以上的社交距离；(5)患者的家庭成员在患者治愈后10日内，禁止到其他家庭串门；（6）外出时佩戴“呼吸保护器”，防止“吸入冷气与尘埃”；（7）对被咳痰等分泌物污染的物品进行消毒处理。[54]有趣的是，原亲雄和牛岛友记呼吁佩戴呼吸保护器的目的并非在于防范潜在的病菌携带者，而是防止吸入冷气与尘埃。[1][55]这一预防方案将咳痰视为污物，说明当时卫生当局已认识到飞沫传播流感病毒的可能性，却并不认为佩戴呼吸保护器（口罩）能够切断传播。相比原

1　当时很多日本人医师推断存在流感病“细菌”。——作者

亲雄和牛岛友记的上述预防流感方案，同年3月，警务总监部预告即将下达实施的预防方案，对呼吸保护器的价值做出了更低的评价。警务总监部的方案删除了关于呼吸保护器的内容，重点强调与患者保持距离，防止“吸入”患者的“咳痰飞沫”。[56] 这一局面直到《心得》颁布之后，1920年3月，原亲雄在《警务汇报》上刊登流感预防方案时才得以改变。原亲雄在方案中指出，当无法避免外出前往人多的地方时，应佩戴呼吸保护器（简称“口罩”或“呼吸器”），并将佩戴口罩所防范的、侵入呼吸器官的对象从冷气和尘埃明确置换为飞沫。[57]

值得注意的是，这一预防方案将“口罩”和“呼吸器”这两类不同的物品合称为“呼吸保护器”并加以说明，这一区分形式与日本卫生局的做法相同。在此有必要先对口罩的种类和所指对象的历史变迁做一番说明，以增进读者理解。1910—1911年东北暴发的肺鼠疫以及其后召开的万国鼠疫研究会，最终促使口罩被采纳为鼠疫防疫用具，在此过程中，如今人们所熟知的纱布口罩被赋予了“口罩”（mask）这一名称。万国鼠疫研究会结束后，美国的传染病房医师们让传染病照护现场的人员佩戴口罩，并开展效果评估研究，当时确立的标准口罩即为万国鼠疫研究会上采纳的纱布口罩。[58] 而后当1918年西班牙大流感盛行，包含旧金山在内的美国多个城市的保健当局下令实行强制佩戴口罩的措施时，美国红十字会鼓励使用的口罩亦为6层的纱布口罩。[59]

而另一方面，如上述第一节所述，日本自19世纪70年代起，在英国医师杰弗里斯氏呼吸器上市后，一直使用对其进行改制后的日式呼吸器，并称之为“呼吸器”或“respirator”。因此，当日本卫生局仿照美国下达口罩佩戴倡议的行政命令时，在日本卫生当局眼中，存在两类略有不同的呼吸保护器。一是自1900年鼠疫防疫时起一直使用的日式呼吸器（图7-1），二是借鉴美国的口罩令所公布的纱布口罩。[60]因此，日本的《流行性感冒预防心得》中同时出现了“口罩”（mask）和“呼吸器”（respirator），而殖民地朝鲜的卫生报道则沿用了日本的这一分类。

对于朝鲜大众来说，纱布口罩和日式呼吸器均为陌生事物。日本的《心得》只是简单提及呼吸保护器是指“呼吸器或纱布口罩”，而1919年1月面向朝鲜总督府官僚的月报——《朝鲜汇报》上刊登的原亲雄和牛岛友记的预防方案亦是如此。直到1919年12月，在京畿道知事面向朝鲜大众公布的《心得》中，称“呼吸保护器”是“药店等场所销售的物品，或以医用纱布缝制、挂在耳朵上的自家制品”，并对日式呼吸器和纱布口罩的种类与形态做了详细介绍。这说明殖民卫生当局充分认识到上述两类呼吸保护器对于大多数朝鲜人而言均为陌生的人工制品。事实上，有迹象表

明，当时《每日申报》在选择《心得》中“呼吸保护器”的朝鲜语译名时曾颇费心思。12月13日，朝鲜总督府感染科科长高木逸麿详细介绍了防疫指南，并首次提出使用“口罩”(마스크)和“呼吸保护器”(호흡보호기)的朝鲜语译名。次日，关于下达警察署的《流感预防注意书》的一则报道将两者合称为“呼吸器”(호흡기)。或许是因为此举引发了争议，其后23日的报道将呼吸器称作“口鼻罩”(입코덥개)，而对纱布口罩则补充解释为“遮口之物”(입을덥는것)。及至翌年1月，相关名称依然没有确定，例如，在介绍京畿道厅发布的《心得》的一则报道中，称口罩为“戴在嘴上的东西”(입차기)。[61] 与此同时，虽然舆论宣称口罩在各大药店有售，但实际上几乎没有售点。为此，京城府还委托多所女校学生制作，并以成本价向个人发售。[62]

西班牙大流感平息后，朝鲜总督府卫生当局将劝告大众佩戴口罩的流感防疫方针推广至其他各类呼吸系统传染病的防疫工作中。例如，本町（现首尔钟路）警察署自1921年冬天起，劝告大众外出时须佩戴口罩，以预防流感与猩红热。[63]1925年冬季，京城的国民学校（即小学）流行猩红热，京畿道卫生课长发表讲话，下令要求出现感染患者的小学停课休学，并要求学生在人员密集场合佩戴口罩。[64]1926年，在猩红热之外，又新增流行性斑疹伤寒，卫生当局亦将佩戴口罩作为最佳的预防对策进行广泛宣传。比如，当时京畿道卫生课长周防正季力倡将佩戴口罩作为主要防疫对策。[65] 甚至当时小学的防疫活动由于过度重视佩戴口罩的宣传，而遭到批判称其忽略了对药物与预防接种等措施的普及。[66] 事实上，对于防疫当局来说，佩戴口罩只需养成大众的个人卫生习惯，无须投入财政，这与结核预防运动采取聚焦个人卫生的消极方式如出一辙。[67]

表7-1　1920—1936年朝鲜语报刊所见传染病流行期间卫生当局的口罩佩戴倡议

报道题目	报刊名	日期
传染病患者多为日本人	东亚日报	1921-12-18
因斑疹性伤寒，总督府警备消毒	朝鲜日报	1924-02-27
儿童有必要戴口罩，广大家长请高度注意	每日申报	1925-02-14
京城市内猩红热猖獗	朝鲜日报	1925-12-24
睡梦中致死的疾病已进入京城！！	朝鲜日报	1926-01-10
仁川猩红热和官方的预防计划	朝鲜日报	1926-12-25
流行感冒预防法	东亚日报	1927-01-30
流感威胁下的数十万平原居民	朝鲜日报	1928-02-19
大邱的猩红热	东亚日报	1928-05-18
猩红热时，务必戴口罩，阳毒斑时，千万遮住嘴，儿童要注意	每日申报	1928-11-29

续表

报道题目	报刊名	日期
江原道一带各类传染病大为猖獗	朝鲜日报	1928-02-15
春川暴发猩红热	朝鲜日报	1929-02-15
京城市内猩红热猖獗	东亚日报	1929-02-18
咸镜南道北青郡脑脊髓膜炎流行	朝鲜日报	1929-03-23
北青暴发嗜睡病	朝鲜日报	1930-02-07
襄阳等二郡恶性流感蔓延	朝鲜日报	1931-01-17
平壤暴发猩红热	朝鲜日报	1931-11-26
金堤署开展猩红热预防	东亚日报	1932-02-15
新义州猩红热患者三十余名	东亚日报	1932-03-07
脑脊髓膜炎患者亦现于新义州	东亚日报	1932-03-13
因麻疹和感冒，死亡者续出	朝鲜日报	1932-03-16
北津暴发流感	朝鲜日报	1932-03-26
脑髓炎流行	东亚日报	1932-03-29
平壤暴发传染病	朝鲜日报	1932-12-03
流行性感冒猖獗，普通学校（小学）学生缺席多数	东亚日报	1933-02-16
注意恶性寒气	东亚日报	1933-02-16
京城暴发猩红热	朝鲜日报	1933-06-08
妇人：换季时的呼吸性疾病，最近需要注意哪些？（中）	东亚日报	1933-10-20

续表

报道题目	报刊名	日期
平壤府内流行性感冒蔓延	朝鲜日报	1933-12-03
令人恐惧的流行性感冒在平壤府内蔓延，普通学校学生不断出现患者	每日申报	1933-12-06
平壤府一带流行性感冒猖獗	朝鲜日报	1933-12-17
席卷平南一带的流行性感冒肆虐	朝鲜日报	1934-01-20
府内医师、看护妇前往各学校开展巡回诊疗	朝鲜日报	1934-01-24
针对流行性脑脊髓膜炎，有必要戴口罩、以盐水刷牙	每日申报	1934-03-21
脑脊髓膜炎在平南各郡蔓延	朝鲜日报	1934-04-20
义州地方也流行脑脊髓膜炎	朝鲜日报	1934-04-27
市内脑脊髓膜炎	朝鲜日报	1934-06-05
感冒和猩红热最近大流行	朝鲜日报	1934-12-05
边境也流行感冒	东亚日报	1935-12-10
流感愈发猛烈，平壤署努力防疫	朝鲜日报	1935-12-10
新市四十人患感冒	东亚日报	1935-12-14
平北感冒猖獗，缺席学生一千七百名	东亚日报	1935-12-17
南海一带亦是感冒大猖獗	东亚日报	1935-12-20
流感袭击全道，患病者多达2万	朝鲜日报	1935-12-25
感冒是万病根源，预防和治疗法	东亚日报	1936-01-08
陵城市流感造成8人死亡	东亚日报	1936-03-04

各地卫生当局每逢流感、猩红热、白喉、脑脊髓膜炎、天花等各类呼吸道传染病流行之际或冬季，不断发出佩戴口罩的行政倡议。表7-1收录了从1920年起，直至1937年口罩作为感冒预防用品收录于《外来语辞典》为止，殖民当局为预防呼吸道传染疾病而宣导大众佩戴口罩的各类报道。由表7-1可知，地方卫生科和警察署在流行性感冒（25次）、猩红热（12次）盛行时下达的口罩佩戴指令最多，其后依次为脑脊髓膜炎（7次）、嗜睡性脑炎（2次）、流行性斑疹伤寒（2次）。通过地方卫生当局不断开展的宣导，口罩逐渐成为朝鲜日常的卫生防护用品。

三、家庭卫生的工具化与口罩的正确佩戴

20世纪30年代中期，在冬日京城市内，人们佩戴口罩穿梭街头俨然已成为日常的一道风景。每到冬天，“口罩生意”瞬间火爆，路上行人无论男女，皆以口罩遮脸。口罩大军人山人海，以至于当时朝鲜人创办的刊物调侃其为“碍眼的口罩党”。[68]即便在物资不足的战时，口罩在冬季也犹如必需品一般广泛使用。1940年12月，口罩亦被朝鲜总督府纳入生活必需品价格管控法令——《价格等统治令》的适用对象。[69]

仅凭卫生当局在传染病防疫宗旨下的口罩佩戴宣导，

恐怕难以形成如此流行的局面。本节基于对媒体报道的分析，将揭示如下图景：在总督府之外，朝鲜人创办的媒体和医师群体不断反复强调口罩佩戴之于儿童健康与家庭患者照护的重要性，将口罩定义为所谓的“家庭卫生”工具，从而推动口罩风靡全社会，甚至达到医师们担心这种不管有无流感都盲目佩戴口罩的行为“反倒会损害健康”的程度。[1]

除了总督府发行的《每日申报》（1910—1945），还有朝鲜人创办的《朝鲜日报》（1920—1940）、《东亚日报》（1920—1940），以及发刊数年后遭遇停刊的《中外日报》（1926—1931）等刊物均在面向朝鲜妇女读者的“家庭”“妇人”“家庭妇人”版面上，围绕换季期儿童的健康管理与家庭患者照护，连续刊登关于佩戴口罩的启蒙性报道。1921年至1940年期间，每年1—3月和11—12月，在“家庭”类版面上刊登的口罩相关报道累计多达200余篇，儿科、内科、耳鼻喉科、妇产科的专业医师针对换季期或学生升学

1 笔者对1919—1945年间由朝鲜人创办或以朝鲜文发行的报刊《东亚日报》《朝鲜日报》《每日申报》《中外日报》《中央日报》《朝鲜中央日报》，以及面向在朝日本人的《满鲜日报》《朝鲜新闻》《京城日报》《朝鲜时报》《釜山日报》上刊登的提及口罩的287则报道，以发行年份、标题、内容、话者为核心进行了数据分析。其中，有38则报道是关于棉纺织工厂罢工的内容，其中作为员工福利的一环要求分发口罩，除此类非医学脉络的报道外，有58则报道是有关总督府以及地方卫生当局劝告传染病流行时佩戴口罩的报道，还有56则报道是医生劝告佩戴口罩抑或讨论口罩佩戴问题的内容。下列阐述的内容皆基于对上述报道的分析。——作者

考试期间流行于各类小学校园内的猩红热、白喉等传染病的预防，以及喂奶时婴儿的感冒预防等问题给出相应建议时，时常呼吁要佩戴口罩。[1]

当时报刊上所见医学专家建议佩戴口罩的报道多见于初冬，以及倒春寒集中的暮冬、初春时节，其原因何在？这很可能是此前西班牙大流感的经历，使得可以称之为“猝寒”理论的假说，在朝鲜医师和民众之间广为人知。人们普遍认为，1918年9月至11月期间，昼夜温差极大，这一急剧的气温变动导致流感肆虐。例如，当时在京城经营内科医院的金弘馆在1931年一次卫生讲座广播节目中表示，“正如诸位所知，12年前”，“气温骤降，寒冷突至，从而导致流行性感冒大流行”，这位医生将天气变化和感冒流行联系在一起。[70] 事实上，1918年11月8日，元山气温骤降至零下5度，京城气温也在次日跌至零下2.7度，12日，晋州亦遭遇严寒袭击。[71] 此类“猝寒”的发生时间多为秋冬

1　下列25名朝鲜医师以实名方式发表了关于佩戴口罩的意见：郑子英（女医）、金基英（汉城医院）、金显敬（三光医院）、许英肃（女医）、池盛周（医师）、李蓥浩（天浩堂医院）、明大爀（京城帝大医院）、李先根（京城帝大儿科 / 京城府民医院）、沈浩燮（塞弗伦斯医科大学）、高永珣（高内科医院）、刘洪钟（洪济医院）、李浩莹（医师）、郑起燮（塞弗伦斯医学专门学校）、金教贞（中央医院）、金东益（京城帝大内科）、具永淑（具氏儿科医院）、许信（妇产科医院）、任明宰（京城医学专门学校）、刘锡昶（社会中央诊疗院 / 民众医院）、金重吕（中央诊疗内科）、权宁禹（医师）、赵宪泳（韩医师）、金晟镇（京城帝大外科）、朴秉来（圣母病院）、赵东秀（塞弗伦斯医学专门学校儿科）。括号内容为报道中所见的职业、年龄、单位等信息，但均不完整。——作者

换季和春寒料峭之际。对此，京城帝国大学（以下简称“京城帝大”）医院的明大爀解释称：“猝寒”发生时，如从温暖的室内转移至寒冷的室外，人体由于突然“吸入寒气”，受“温度性刺激”，会出现“鼻黏膜炎症”，同时因“对于感冒菌的抵抗力下降”而导致感冒，最终引发各类呼吸性传染疾病。[72] 在京城帝大内科的金东益等医师看来，“猝寒”或酷寒之际，口罩不仅是防范细菌侵袭的利器，也是“人为调解温度”，防止吸入“骤变性空气”的好帮手。[73]

此外，在当时报纸的“家庭”版上，也有朝鲜医师呼吁儿童佩戴口罩，其中当数李先根最为积极。李先根在先后刊登的12篇儿童保健社论中，反复强调儿童和养育儿童的家庭中的成人必须佩戴口罩。李先根于1924年毕业于京城医学专门学校，其后在朝鲜总督府医院儿科见习，1928年随着该医院移交至京城帝大医学部，李先根本人也转为医学部儿科教研室助手，是当时朝鲜科班出身的最早的儿科专业医师。[74] 他自1930年前后起通过举办讲座、向刊物投稿等方式，致力于科普关于儿童健康的医学知识。李先根自1930年担任京城帝大助手，至1934年转任京城府立医院儿科科长期间，在《东亚日报》“家庭”版上相继发表关于白喉、猩红热、脑髓膜炎、感冒等儿童常患的呼吸道传染病，以及冬季儿童健康管理相关的多篇专栏文章。李先根认为，儿童卫生的核心在于确保儿童不与患者接触，避免前往人员聚集场所，常以过氧化氢等物质洁净牙齿，同时外出必须佩戴口罩。1[75] 其中，为了守护儿童健康，换季期间确保儿童、自身，以及家庭中的其他大人佩戴口罩，被视为朝鲜妇女遵守近代卫生规范的道德性义务。与此相反，冬季不为儿童佩戴口罩，只顾自己佩戴的成人，则被指责是在放弃守护儿童健康的职责。[76]

与此相对，随着口罩佩戴行为的日常化，也有批判性意见认为口罩反而于健康有害。在围绕佩戴口罩“好与坏”展开的讨论中，批判性意见大体可概括为以下三个方面。[77] 第一，一般的口罩内层不宜用脱脂棉或棉花，而应嵌入多层纱布，并每天用已消毒的纱布更换。第二，比起黑色口罩，应尽可能佩戴白色口罩。第三，健康人士除了必要情况之外，平时尽量不要佩戴口罩。2实际上，前两种批判意见并

1 1930年1月初，在《东亚日报》连载的系列报道中，《严寒期的小儿卫生》一文除呼吁要谨防“吹风”外，还重点将上述方针作为预防感冒及各类呼吸道传染病的方法以及儿童卫生的核心进行了介绍。系列报道中关于白喉、猩红热、流行性脑脊髓膜炎的《严寒期的小儿病》一文，以及同年12月关于流行性感冒及白喉的报道，也是大同小异。类似的建议也同样出现于1934年流行性脑脊髓膜炎盛行之际。具体报道篇目参见注释第75条。——作者

2 1924年2月至1944年11月，共有50则报道探讨了口罩的效果、佩戴时的注意事项等相关内容。最早的报道见于《朝鲜新闻》1924年2月22日刊登的《不要错误使用口罩》。最晚的则是1944年11月14日刊登的《口罩与刷牙》。刊登相关报道最多的是朝鲜语报刊中的《朝鲜日报》，该报从1929年2月12日起至1940年2月5日，先后刊登了诸如《口罩的注意》(1930.12.10)、《口罩是老人戴的》(1932.1.13)等共26则相关报道。此外依次是《每日申报》11则、《东亚日报》6则，而《朝鲜中央日报》(1933—1937)，包括《中央日报》(1933)、《中外日报》(1926—1931)时期，总共刊登了5则批判性报道。——作者

非针对口罩佩戴本身，而是讨论口罩的理想标准类型，以及正确的佩戴方法。只有最后一项意见指向口罩佩戴行为本身。

对于前两项批判意见，只有当我们意识到当时所用的口罩并非今天默认的白色棉制口罩时才能理解。在20世纪30到40年代朝鲜使用的口罩类型中，与今天一般的防寒口罩最为相似的是白色纱布口罩，此类口罩的使用者主要是军人。当时人们称口罩为“呼吸器”，朝鲜民众日常佩戴的并非中国或美国广泛使用的纱布口罩，而是流行的日式呼吸器。在此类日式呼吸器中，尤以因外形呈黑色尖嘴模样，而使佩戴者常被戏称为“乌天狗”[1]的一类呼吸器（参见图7-3）的使用最为普遍。[79]例如，在当时流行的感冒药“龙角散”的广告中，就绘有中年男性、妇女、儿童佩戴黑色尖嘴型口罩，或母亲为小孩佩戴黑色口罩的画面。[80]和日本国内一样，殖民地朝鲜使用的尖嘴型口罩表面多以黑色的贡缎或羽缎为原料制成，很少使用皮革，家庭手工制作的口罩也常以毛线为原料。内部滤芯部位则置入棉花、脱脂棉、纱布等，以确保其具有防寒性能。[81]

由于佩戴者的头型、鼻型、头盖骨大小不一，上述形状规格固定的口罩往往不能完全罩住口鼻，再加之当时主

1 日本民间传说中穿着修士装，长着乌鸦般嘴脸的生物。这里形容人戴着的黑色尖嘴口罩形似乌天狗的嘴巴。——译者

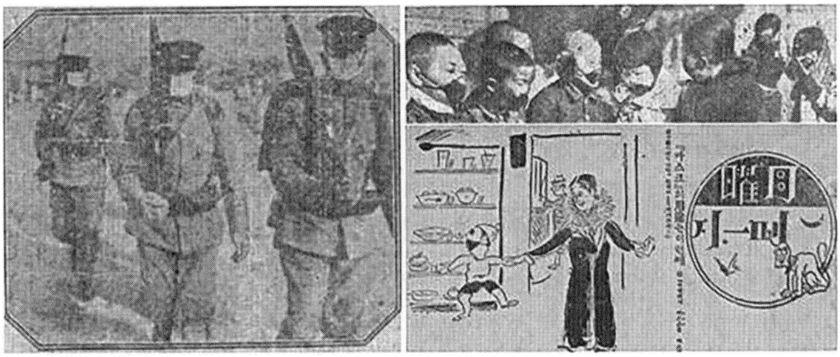

图7-3　朝鲜军人佩戴的白色纱布口罩（左）和一般儿童佩戴的黑色天鹅绒、丝绸口罩（右）[78]

要使用的黑色口罩即便弄脏也不明显，因此反而令人担心这容易助长人们疏于对口罩进行清洗和消毒的不良卫生习惯。[82] 此外，1910—1911年中国东北鼠疫和1918—1919年西班牙大流感前后，关于口罩对飞沫传播的阻断效果的研究主要围绕纱布口罩展开，因此，口罩阻断患者飞沫扩散的距离范围与口罩厚度之间相关性的研究，也主要是以纱布的片数作为变量进行评价的。[1][83] 因此，医学专家和舆论倡导民间制作、佩戴适合脸型的五层乃至六层口罩，同时，建议在佩戴广为使用的黑色贡缎口罩时，也至少要在接触

1　实际上，唯一提及纱布口罩的层数、社交距离和飞沫传播效果相关性的实验证据的报道，只单独出现在面向在朝日本人发行的《京城日报》上。参考其他报道来看，该研究结果应为日本红十字会朝鲜支部提供。西班牙大流感暴发时，美国红十字会鼓励佩戴纱布口罩，与此类似，日本红十字会朝鲜支部也倡议使用六层以上的纱布口罩。——作者

口鼻的部位贴上纱布，并勤于更换。[84] 这些建议、宣导的文章也同样见诸报章的“妇人”或“家庭”版面。

不过值得注意的是，上述医学建议，尤其是每天清洗口罩或纱布的劝告，对于被预设为潜在读者的朝鲜妇女而言，是不现实的。例如，在1931年前后清洗口罩的建议初现之际，即便是供水量最为充足的仁川的上水道，也只能为仁川朝鲜人居民中的25%提供用水。[85] 因此，考虑到这一现状，能做到每日清洗全家口罩或纱布的家庭应是寥寥无几。

而最后一项关于健康人士没有必要佩戴口罩的批判性意见，很可能与大流感过后美国国内围绕民众佩戴口罩的方针所展开的争议有关。1921年，领导国际保健卫生的国际公共卫生办公室（Office international d’hygiène publique）虽将在医院内及日常生活中佩戴口罩作为特别措施（special preventive measures）的一环纳入流感应对举措，但实际上戴口罩被认为对于遏制疫情蔓延并无多大实效。[86] 这一判断是缘于美国的公众卫生专家发现在实行大众强制佩戴口罩令的地区，死亡率并未明显下降。[87] 当然，我们无法得知这究竟是因为佩戴口罩本身无用，还是其他原因所致。比如，当时下达口罩佩戴令时，虽然美国卫生当局人士所说的“医用纱布口罩”应是小孔密布，并以多层纱布包裹，但实际上很多人只是以薄且粗糙地穿有一些小孔的纱布遮嘴而已。不仅如此，口罩的规范佩戴亦存在问题。很多佩戴者没有将口罩罩至鼻子的部位。同时，在病房及其他各类要求佩戴口罩的场合，也时常有人拒不合作。[88]正因为如此，美国细菌学家、公共卫生专家乔丹（Edwin O. Jordan）在一项关于西班牙大流行的综合性研究中称，感染者及接触感染者的看护人员佩戴口罩的效果虽已经证实，但是民众出于预防目的佩戴口罩的效果依然难以证明。[89]

不过，朝鲜医师主张健康人士无须佩戴口罩，并非因为受到上述国际性流感防疫方针的影响，在朝的日本医学专家亦是如此。事实上，美国当时并未出现公共卫生学角度的口罩防疫讨论，由此也就不难理解朝鲜总督府的卫生政策缘何未参考美国的公共卫生学成果了。无论是朝鲜医师，还是在朝日本医师，都基于上文所述的“猝寒”理论，向大众宣导即便是健康人士，在气温骤降的换季期或流感盛行季，乘坐电车或前往人群密集场所时，也务必佩戴口罩。不过他们同时提醒称，如果不属于上述情况，佩戴口罩则不利于常人健康。例如，京城医学专门学校内科教研室的助理教授任明宰认为，若非呼吸道有恙或者异常虚弱者，经常佩戴口罩不仅会弱化呼吸道的抗寒、抗菌能力，也会减少呼吸新鲜空气的机会，反而对身体有害。[90]1935年12月5日，在面向在朝日本人的《朝鲜新闻》上刊登的一则社论中，日本医师洼川经广向读者强调，佩戴口罩是预防感冒的消极方法，不可对此盲信，应并行运动、有规律地生活等积极方法。[91] 由此可见，当时日朝医师普遍视佩戴口罩为应对感冒的消极预防法，主张在此之外应同时开展提高身体抵抗力的活动。

逮至20世纪30年代，佩戴口罩已成为朝鲜日常生活的一部分。一方面是殖民政府的传染病防疫指令，另一方面是呼吁关注儿童健康的朝鲜医师和舆论所生产的“家庭卫生”话语的推动，口罩于是成为换季期街头巷尾随处可见之物。不过，卫生当局和医师群体虽然在推动口罩佩戴成为个人卫生实践这一方面发挥了重要作用，但是两者倡议佩戴口罩的做法并无特定的科学依据。在20世纪20年代至40年代，他们倡导佩戴口罩（有时为特定种类的口罩）的动因不过是基于“猝寒”理论等经验规律和日本红十字会朝鲜本部传达的关于纱布口罩的实验结果而已。地方层面实行的口罩佩戴义务化并未发挥良好效果，殖民当局制定的流感防疫守则也并未参考或反映国际公共卫生办公室的指导方针和美国的公共卫生学研究结果。1933年，京城帝大法文学部动物实验学者黑田亮对京城电车内佩戴口罩的乘客进行观察，并在以此结果为基础执笔的一则社论中嘲讽道，希望没有患者可以诊治的清闲医师们开展关于口罩危害的医学研究。事实上，当时关于口罩功效的讨论很多，但是真正相关的实验性研究却寥寥无几。其原因很可能正如黑田亮所言，口罩功效的研究被认为在学术上并无多大价值。[92] 由此来看，口罩在朝鲜的普及，虽是“科学”宣导的产物，却并非基于“科学”性结论推动的结果。

结论

本文探讨了口罩在朝鲜的卫生话语与实践层面出现及其普及的过程。从朝鲜末期至殖民地初期，当周边国家已流行呼吸器和纱布口罩时，在朝鲜的防疫现场、个人卫生、医院手术室、报端、外语词典等各处都未见口罩的踪影。在日据时期的朝鲜，口罩作为传染病卫生防护用品的出现，始于1919年冬西班牙大流感将近终结之际。这相比日本国内与其当时实行殖民统治的台湾地区来说，也晚了一年之久。1920年，总督府和地方卫生当局将在公共场所佩戴口罩纳入流感预防指南，并鼓励口罩的制作与普及（即便是消极的），此后每当冬季等呼吸道传染病流行之际，都不断发布佩戴口罩的行政号令。此外，朝鲜医师在强调儿童保健的脉络下，不断劝告家有儿童的大人在换季期和冬季务必佩戴口罩。在口罩作为家庭卫生重要物品受到如此强调的背景下，逮至20世纪30年代，京城冬日的街头尽是以口罩蒙面的口罩党，口罩成为朝鲜人重要的卫生用品，以至于在物资稀缺的战争时期被当局指定为生活必需品。

20世纪20年代后，朝鲜大众一般佩戴的口罩并非白色棉制口罩，而是黑色的日式呼吸器。这一事实值得与探讨“mask”一词在周边国家变迁的相关研究进行比较分析。张蒙的研究显示，1910—1911年中国东北鼠疫流行之际，哈尔滨的中国医师基于鼠疫防疫时使用呼吸器的传统，发明了利用廉价纱布罩面的“呼吸囊”，实际上这与1912年在奉天（现沈阳）召开的万国鼠疫研究会上被确定为最佳口罩的纱布口罩同为一物，但由于与会的国际代表将其命名为“奉天口罩”，而使得“呼吸器”“呼吸囊”等名称淡出历史，“口罩”则取而代之为新的汉译词。[93]另一方面，住田朋久的研究则表明，在大流感盛行之后，此前被称为“呼吸器”或“レスピラートル”的日式呼吸器与纱布口罩（mask）一道，都开始被统称为口罩（mask）。[94]与中日不同，朝鲜并没有使用呼吸器的传统。因此，虽然在大流感末期总督府颁布防疫指南的过程中，“呼吸器”和“口罩”作为“呼吸保护器”这一上位概念的一部分引入朝鲜，但是“呼吸器”这一称呼基本未见使用便旋即消失不见。由于这一特殊状况，虽然日本国内普遍使用的日式呼吸器在朝鲜广泛流行，但人们一边使用这一“呼吸器”，一边却称其为“口罩”(mask)。或许是因为纱布口罩被认为属于军人专用，抑或因为其易被弄脏，不便于整个冬天一直佩戴，朝鲜人似乎更偏好黑色呼吸器。直到1944年冬，报端还能见到呼吁佩戴纱布口罩，而非黑色日式呼吸器的声音，足见此种呼吸器的流行程度。[95] 由此可见，如若不对被称为“口罩”之物的实指进行考究，就轻易断定其为手术用口罩或白色棉制口罩，则无法准确理解日据时期朝鲜口罩的历史。此外，这一发现也促使我们进一步追问，解放后日式呼吸器被白色棉制口罩完全取代到底发生于何时。有关于此，将留待后续研究，在此不做申论。

日据时期在传染病防疫与家庭卫生脉络下广泛推进的口罩佩戴实践，解放后经历了何种变化？相比日据时期，解放后口罩的地位虽有所下降，但在以“保健”之名开展的各种卫生活动中，佩戴口罩的方针似乎得以延续。[96] 这尤其体现于日据时期在推动口罩纳入卫生实践过程中起决定作用的学校保健领域。1948年，文教部金思达在面向小学保健教师撰述的《儿童医学论》一书中，针对保健活动教育中的“呼吸系统保护”教育，除“呼吸调节”“肺结核预防”“呼吸道卫生”之外，还阐述了“口罩佩戴法”。[97] 不过，在当时面向中学生介绍人体器官的生理学、解剖学功能以及相关个人卫生措施的8种题为《中等教育一般科学：人类界》的系列教科书中，只有塞弗伦斯医科大学（1947年后）[1] 由金鸣善和崔臣海合编的一书在讨论“呼吸道卫生”时提到

1 现延世大学医学院，由美国商人塞弗伦斯（Louis Henry Severance）的捐款为基础建成。——译者

了“口罩的佩戴”。1[98] 此外，在包含个人卫生内容的另一教科书《体育与保健》(1947)中，在介绍呼吸道疾病及传染病传播路径时，仅讨论了包括隔离患者，往痰盂里吐痰，注意阳光、空气、营养，以及坚持运动等防治措施，对口罩则只字未提。[99]

与此相反，便于家庭日用参考的实用指南类书籍则往往将口罩作为重要物品加以介绍。朝鲜战争后出版商金益达委托医学人士撰稿编订的《国民医学全书》(1955)，在涉及白喉、鼠疫、流感等飞沫传播传染病的预防措施中，纳入了佩戴口罩一项，尤其强调流感盛行之际，健康人士外出也务必要佩戴口罩。由此可见，朝鲜战争结束后，在致力于实用保健知识普及的背景下，口罩被视为重要的人工制品。《国民医学全书》认为，口罩既是“治疗咳嗽”与“预防感冒”的常用工具，也是能够防止个人向周围人群传播病菌，践行“卫生公德”的物品。2[100] 各级学校也沿袭了日据时期的做法。1962年流感肆虐之际，全国国民学校的家长教师联合会向文教部建议，采取提供食盐供孩子刷牙、发放感冒药，以及鼓励佩戴口罩等紧急措施。[101]

---

1 此外，提到口罩的教科书还有植物学家李敏载编写的《生物：下》(1957)，他在书中写道：“为了隔断传染病，我们可以采取清洁消毒、戴上口罩、消灭传播疾病的苍蝇和蚊子，以及灭鼠等措施。”——作者

2 首尔医师协会总务部长金根培撰写了提及口罩次数最多的“呼吸道疾病”部分。——作者

直到20世纪60年代后期，口罩作为家庭卫生工具的地位才正式受到挑战。部分保健卫生专家和医学教授开始通过媒体社论主张普通人佩戴口罩的习惯始自“二战”时日本的“发明”，就科学角度而言反而有害于健康。[102] 在此脉络下，日据时期口罩的历史被重新建构，佩戴口罩也被再定义为有违科学的行为。这一过程与当时韩国进行的医学、科学上的去殖民化之间有某种间接关联，相关问题留待后续再探。[103]

关于东亚戴口罩社会历史的若干思考 *

[韩]玄在焕、[日]濑户口明久、[美]白玟
王晨燕 译

鉴于新冠疫情的大流行，口罩的历史变成了非常热门的话题，特别是对新闻记者和公共卫生专家来说。在大众传媒当中，历史被置于聚光灯下，以寻找“亚洲人为什么戴口罩”这个问题的答案。尽管缺乏科学证据，社会学家堀井光俊,《口罩与日本人》的作者，自新冠疫情暴发以后，不断被记者这样提问。[1] 大家主要在文化规范方面寻找答案。英国广播公司解释道，在亚洲国家，戴口罩象征着礼貌，而《纽约时报》认为，比起西方人，戴口罩在亚洲人当中更加盛行，原因是“亚洲的集体主义”。[2] 牛津大学的中国学者们在《柳叶刀》上发表了一篇短评，同样遵循文

* 原文刊载信息：Hyun J., A. Setoguchi, and M. A. Brazelton, “Some Reflections on the History of Masked Societies in East Asia.” *East Asian Science, Technology and Society: An International Journal* 16(1), 2022, pp. 108-116。

化规范论，宣称亚洲的社会和文化范式支持戴口罩这种卫生实践，然而没有提供任何经验性证据。[3]研究者也提出了实际原因。与“西方”相比，亚洲人经历了更频繁的疫情暴发，如2002—2004年的“非典”危机，因此他们会更容易接受遮盖住自己的脸。[4]

医疗专业人员不光分享大众传媒提出的问题，还以更加说教的方式运用口罩的历史。2020年初夏，国内和国际检疫隔离机构重新考量了大众佩戴口罩这一举措在预防社区传播中的作用，此后他们开始援引戴口罩以阻止流行病传播的悠久历史——尽管缺乏科学的理解——并且指出口罩依然是“帮助对抗”新型冠状病毒感染的“简单而强大的工具”。[5]在这种叙事当中，1910—1911年的东北鼠疫是解释大规模戴口罩做法存在地理差异的关键要素。这一地理差异体现在，就新冠疫情的结果而言，西方国家和亚洲国家形成了鲜明对比。“亚洲的”医师伍连德“发明”了纱布口罩，并率先使用这一装置，保护医务工作者免受鼠疫感染（可能通过空气传播）。[6]自那时起，“亚洲国家从未忘记东北鼠疫的教训”，这些国家的人“在公共场所戴口罩已经很多年了”。[7]因此，“虽然纽约和香港都是大都市，新冠病毒感染大流行在美国造成了毁灭性影响，在香港地区却没有”。[8]总而言之，目前的口罩历史建立了这样一种共同叙事：第一，伍连德抗击东北鼠疫的工作是当代“防疫口罩”的起源。第二，大规模戴口罩是一种科学性不高的文化实践。第三，最近的流行病暴发——包括“非典”，并没有出现在西方国家——是东亚大规模戴口罩做法的最新一轮扩散。

历史学家瀬户口明久（本文作者之一）正确而富有批判性地指出，“为什么亚洲人戴口罩”这个问题含糊不清，其文化主义答案也无法核实。然而更大的问题在于，书写口罩的历史时，这样的历史叙事再现了东方主义的旧有模式。它将亚洲视为单一的实体，拥有同质的文化和一致的历史。在地方层面上，人工制品的历史与科学、文化、政治、社会的历史多种多样、纠缠在一起。戴口罩在不同地区和国家是否盛行，正取决于上述因素，但在常见的叙事当中，它们却不见了。

尽管科学史学者越来越多地关注口罩及其史实性，却依然没有触及这一共同叙事的东方主义本质。[9] 我们相信，研究东亚课题的历史学家、科技与社会学者应当负起学术和社会责任，介入这一议题。2020年夏末，我们召开了线上工作坊“东亚社会戴口罩的社会—物质史”（The Socio-Material History of Masked Societies in East Asia）。本次论坛开始时，借助追溯戴口罩的异质化历史，发言者挑战了上述标准叙事，同时以国家为中心，解构了“亚洲”和“亚洲人”两个笼统范畴。通过对线上工作坊的深入总结，本文旨在为未来对亚洲戴口罩历史的研究开辟道路。

一、相互关联的口罩历史

在第一组“相互关联的口罩历史”的讨论里，三位发言者主要聚焦于19世纪晚期到20世纪早期的日本和中国。由此，他们重新审视了“口罩源自东北”的论点，阐明了口罩在超越东西方二元对立的全球史当中的位置。发言者还提到了注意物质维度的必要性和口罩象征意义的史实性。

这组讨论的第一场报告是住田朋久的《日本口罩的西方起源：1899年德国鼠疫会议和横滨的第一条口罩指令》。在这场演讲当中，他根据张蒙和王雨濛的研究成果，追溯了初期用湿润的纱布口罩来控制鼠疫传染的做法，而这早于东北鼠疫。使用口罩预防鼠疫的建议最早出现在1899年的《德国鼠疫报告》当中。同一年，当横滨港首先暴发鼠疫时，神奈川县知事给出的指示包括使用口罩预防鼠疫感染。住田朋久发现，是身份不明的外国顾问下了口罩令，并且推测了由德国微生物学家罗伯特·科赫建议采用口罩令的可能性。[10]

这组讨论的第二位发言者雷祥麟也重新审视了东北鼠疫，他的报告题为《口罩和手帕：东北鼠疫（1910—1911）和西班牙流感（1918—1919）中防疫口罩的发明》。他宣称，伍连德针对肺鼠疫的预防措施效仿了预防结核病的习惯做法，即避免飞沫和接触传染。在新型鼠疫的不确定性和致命性之下，伍连德列出了“一系列预防措施（或工具）”，包括“洗澡、口罩、护目镜、工作服、手套”和其他小装备。戴口罩只是措施之一，对预防新型鼠疫没有明显意义。在雷祥麟看来，1918—1919年的西班牙流感期间（或者稍早）出现了深刻的转变。公共卫生专家再次从结核病传播的角度理解这种新型呼吸道疾病。当时预防结核病的措施严格控制“随地吐痰”，将其定义为传播带细菌飞沫的危险举动。他发现，口罩首次被用来降低“咳嗽和打喷嚏”导致的感染风险，之前人们几乎不会把这些当成传播疾病的危险举动。因此，尽管东北鼠疫和西班牙流感中的两类口罩表面上有相似之处，但只有在西班牙流感中，口罩的使用方式才和我们现在针对新冠疫情的做法相同。雷祥麟找到了一些图像证据，它们表明那个时期对台湾孩子的教导是，在咳嗽和打喷嚏时用手帕掩面。就这一点而言，为了开辟亚洲口罩历史的新方向，他建议研究手帕的历史和东亚人对咳嗽、打喷嚏的敏感性。[11]

最后一位报告人是张蒙，报告题目为《现代上海的口罩：性别化的历史》。张蒙揭示了20世纪30年代上海口罩用法的性别分野。[12]在中国，东北鼠疫期间和之后，男性医师热切地推广纱布口罩，推广者将年轻男性视为主要受众，宣传戴口罩是部分人的“理性”选择，而这代表他们与“无知”且“迷信”的中国人不同。通过观察戴着黑色口罩对付流行病的日本士兵，中国男性精英开始相信口罩的有效性——它是赢得卫生现代性和男子气概的文明化工具。与之相反，中国女性名流不喜欢戴口罩，因为这种装置“不是漂亮的装饰”。商业主义加剧了口罩用法的性别划分，上海生意人在这种性别分野中找到了商机。药品广告贬低单色口罩（因为它们丑陋），转而建议中国女性使用漂亮的手帕。只有在中国共产党控制的地区，当给男女士兵分配纱布口罩以防吸入沙尘时，这种性别分野才消失。

二、口罩的当代生活

第二组讨论是“口罩的当代生活”。三位发言者检视了新加坡、韩国和中国台湾地区戴口罩做法的最新进展。他们的案例研究表明，强调“非典”的暴发是东亚国家大规模戴口罩的最近源头，这种共同叙事并不符合他们国家或地区的历史。正相反，他们展现了韩国人怎样戴上韩国版N95口罩，以及台湾地区的人在非检疫隔离情境下，比如在空气污染或政治决策中，戴着外科口罩而非N95口罩。他们的报告也阐明了口罩在以不同形式出现的大流行病管控当中的作用，尤其是从比较角度检视了对戴口罩的新的伦理依附。

第一位发言者卢诗霖挑战了以往理想化的描述，即认为大流行期间亚洲人普遍戴口罩，是亚洲社群主义的结果。根据她在新加坡的经历，在这个以主张“亚洲价值观”著称的城市国家里，戴口罩与治理规范的关系更加紧密，而与社群主义规范关系不大。在新冠疫情早期阶段，新加坡政府起初遵循世界卫生组织的建议，不鼓励戴口罩。随着4月初对无症状感染者的担忧加剧，政府强制市民戴口罩，改变了政策方向。通过向所有居民分发可重复使用的口罩、以罚款和起诉的方式惩罚违反口罩规则的人，政府发展出了以口罩为中心的流行病治理方法。口罩成了“公共卫生危机当中，政府慷慨和能力的物质表现”，政府本身也从公共价值角度宣传流行病治理。在社群主义话语的表面下，新加坡口罩规则的惩罚性本质消隐了。最后，卢诗霖主张，有必要重点关注戴口罩的规范方面，及其生物政治意义。

第二场报告题为《“非典”期间台湾大规模佩戴医用口罩的形成过程》，吴嘉苓分享了关于“非典”暴发期间中国台湾大规模戴口罩的故事。中国台湾是个独特案例，正是“非典”导致了“在公共场所戴口罩的新习惯”的形成。就“非典”疫情造成的死亡率和感染率而言，中国台湾高居世界第三。防疫期间（2003年3月到6月），在健康人群当中，戴口罩的做法常态化了。吴嘉苓宣称，大规模戴口罩形成于一系列重新构建网络的过程之中。最初，只在收治了第一批“非典”病例的台大医院考虑使用口罩，以免出现 SARS 感染。3月下旬，台湾检疫主管部门对可能接触过 SARS 病例者，发布了居家隔离令。自那时起，“非典”感染“危险区”从一些地方医院扩大到办公室、学校、公共交通、居民区，被检疫隔离的人也越来越多。随着感染风险区增加，越来越多的市民开始在公共场所戴口罩。随着对危险区风险认知的变化，以及口罩使用的增加，尽管缺乏科学依据，2003年5月11日，时任台北市长的马英九宣布，台北捷运（台北地铁）乘客必须戴口罩。台湾地区的有关规定附带了大众对戴口罩做法的重新评价，从“生病和怀疑感染到对他人负责任、有爱心”，还彰显了“抗击 SARS 的集体努力”。同时，台湾当局开展宣传，倡议将 N95 口罩留给医护人员和有潜在症状者，鼓励其他人群使用外科口罩作为替代。因此到6月中旬，公共交通工具上戴着外科口罩的拥挤人群变成了台湾的地区形象。吴嘉苓最后指出，只有结合“非典”经验，才能理解目前的新冠疫情危机中，台湾民众对外科口罩的高需求和台湾当局的迅速反应。

金熙媛（Heewon Kim）和崔亨燮（Hyungsub Choi）以题为“韩国人戴口罩的日常生活”的报告给这组讨论收尾。[13] 他们检视了韩国为应对包括黄沙和有毒颗粒物（PM）在内的空气污染物而大规模戴口罩的这一习惯，在应对新冠疫情暴发中的作用。2005年前后，人们越来越担忧空气污染物问题，制造商对此做出反应，开始生产名叫“黄沙口罩”的新型一次性口罩，针对这些污染物提供防护。2008年，韩国政府出台了这类口罩的性能和质量标准，即定义了针对黄沙的韩国过滤器（KF）-80口罩，和防止病毒感染的KF-94、KF-99口罩。建立KF认证体系以后，韩国国内口罩产业增长显著。到21世纪10年代后期，口罩已变成了日常生活用品。空气污染问题已然催生了戴口罩的习惯和成熟的韩国口罩产业，所以在新冠疫情暴发初期，人们普遍佩戴口罩，而政府也可以向公众提供充足的高质量口罩。然而正如两名作者所言，从“雾霾口罩”向“新冠口罩”的转变需要进行调整:（当时）科学上尚未明确新型冠状病毒的传播模式，加上疫情刚开始的几个月，KF-94和KF-99口罩供应短缺，所以公共卫生机构不得不调整口罩的性能标准。此外，和中国台湾“非典”案例一样，戴口罩增加了新的伦理道德内涵，即社会团结和社会责任。

三、思考和未来的方向

口罩是一种简单的工具，只是在脸上盖块布，遮住口鼻。它们是供个人使用的工具，而非大规模机械技术，并通过自由市场分配。有些人倾向于认为，戴口罩取决于每个人的心态，而个人心态扎根于个人所在的社会文化。新冠疫情以后，很多人提出了一个问题：为什么亚洲人愿意戴口罩？这个问题的解答思路有很多。例如，有些人认为，较之欧洲或美国人，亚洲民众没那么介意遮住脸。可是，正如我们前面所指出的，这种文化本质主义的答案过于含糊，也无法核实。还有一些人从历史背景当中找出答案，比如“非典”大流行和空气污染对戴口罩习惯的影响。然而，过去和现在之间的联系不是非常清晰。事实上，这些答案也并没有说服力，因为问题本身表述得就不够明确。因此，我们需要提出更加清楚的问题，从而用可以验证的方式来回答它。这次研讨会正是梳理此类问题的起点。

这次会议当中提出的三个要点格外引人注目。第一，三篇关于口罩历史方面的论文表明，戴口罩不仅仅是全然统一的实践。住田朋久研究了自19世纪以来，亚洲人戴口罩的多种背景。这是揭示戴口罩做法具有多样性的一个良好起点，未来的研究应当仔细考虑每一案例的具体背景。张蒙揭示了在20世纪30年代的上海，日本入侵的时代背景下，戴口罩具有男性化的含义和政治内涵。雷祥麟颇有说服力地指出，在讨论戴口罩的历史时，人们必须考虑手帕的历史。因此，根据这些研究，戴口罩并非亚洲文化的固有特性，甚至也不是任何一种社会文化的内在属性，而是各种事件——它们属于文化和政治的广阔“光谱”——的结果。

事实上，口罩并不代表信念的一致性——不光在不同时间和地点，甚至在特定人群当中。张蒙的论文表明，通过唤起对日本帝国主义的反抗，戴口罩一定程度上协助构建了近代中国的男子气概。这一点和住田朋久的论文相通，住田指出，在日本和中国，人们认为戴口罩体现了卫生现代性，而卫生现代性这一概念兴起于中国那些因不平等条约而被外国列强强占或控制的港口城市。[14] 住田朋久的研究讨论了口罩在日本的多样化受众，以及德国、法国、英国等帝国主义国家利用口罩的独特方式。未来的研究可能会从殖民医学角度进一步探索帝国动态、联系和商贸对戴口罩行为的影响。

第二点涉及对各个社会中口罩现状的分析。检视口罩在中国台湾、新加坡和韩国的最新发展的三项研究当中，作者们认为口罩已经嵌入了广泛的公共卫生政策之中。吴嘉苓研究了“非典”大流行期间中国台湾的口罩流通，讨论了这为何不是简单的发展，而是包括人与物质在内的“重新构建网络”的复杂过程。卢诗霖认为，目前戴口罩“与治理规范的关系更加紧密，而与社群主义规范关系不大”。金熙媛和崔亨燮试图阐明韩国戴口罩的“物质基础”，而且表明了政府规章对口罩的标准化至关重要。可以看出，这三篇论文的观点相当明确：尽管口罩是供个人使用的工具，它们却像大型技术体系（technological system）一样“联网”了。

这里我对术语“技术体系”的用法，跟托马斯·休斯(Thomas Hughes)在他的电力史研究文章里差不多。和电力一样，口罩也是“联网”的，主要由政府和公司控制，同时又分散到每名消费者手中。因此，每个社会里的戴口罩行为都是需要得到解释的复杂网络发展的结果。

从这个角度来看，可以说日本的情况和其他亚洲国家或地区大不相同。政府和民众都不觉得口罩是一种作为公共卫生政策而被控制的东西。政府给每个家庭发放了两个所谓的“安倍口罩”。较之其他亚洲国家，这种相当自由放任的政策看上去非常“异类”。然而，这并不意味着日本的口罩独立于任何社会网络以外。许多日本居民对政府提供口罩的能力感到绝望，尝试用缝纫机自行制作口罩，而这代表着另一段历史和另一个网络——自20世纪早期以来，大多数日本家庭都拥有缝纫机。于是，我们可以重新界定最初的问题：在各个社会中，口罩是怎样同各种物质和实践的网络相联系的？

第三点涉及未来进一步的研究在探究本文提到的某些问题时可能采用的分析框架。有趣的是，与口罩有关的特性是缺失的——它们在多大程度上与预防特定疾病有关，或者说它们是否反映了关于疾病成因的特定理论？关于这一议题的研究表明，口罩的特点之一就是功能多样。例如，金熙媛和崔亨燮主张，预防疾病的做法同样也可以防范空气环境问题。可是正如雷祥麟指出的，这种灵活性也限制了口罩的重要性——在1910—1911年东北鼠疫的案例当中，口罩只是众多干预手段之一。通常在实行检疫隔离和消毒，而且没有其他特殊干预手段（如疫苗）时，才会戴口罩。未来的研究工作可能需要考虑，单单将口罩这一个元素挑出来研究，会有什么得失。

尽管口罩的特点是功能和目的上的模棱两可，会议讨论的研究却表明，某些群体如何成为戴口罩行为及其规章的焦点。例如，吴嘉苓探讨了中国台湾公共交通使用者的重要性，住田朋久则讨论了给临床环境消毒的清洁工。这些对不同群体的差异化观察提出了关于性别和社会经济阶层的有趣问题，而且这些范畴能够以有趣的方式相互交叉。例如，在20世纪20年代和30年代，一些医疗工作变得女性化，特别是护理工作，口罩是如何被囊括进这一过程中的？[15]同样，雷祥麟对卫生实践的讨论囊括了教导孩子使用手帕的图片。孩子是卫生教育的目标人群，同时，戴口罩对他们来说或许是相当困难的行为。那么，儿童在这些叙事里有什么样的重要意义？这些论文利用了丰富的视觉文化，提供的许多图像是具有教育功能的。那么，图像预设的受众是哪些人，图像对制作和使用口罩的说明怎样揭示对口罩功能的假设？

如果公共卫生从根本上讲是私人权利和公共利益之间

的关系，并由国家和组织协调，那么戴口罩就反映了人们对个体在这一关系中的作用的不同看法，同时也可以反映出人们对风险的不同认知。雷祥麟指出，在东北，戴口罩是为了保护自己，而在1918年，鼓励戴口罩是为了保护他人。口罩从保护有染病风险的脆弱佩戴者，到保护他人不受有传播疾病风险的危险佩戴者影响，这种功能上的转变需要富有想象力的工作。雷祥麟认为，我们需要在进一步研究当中探索的，正是这种富有想象力的工作。希望我们在此提供了一些有用的研究基础，也希望当前的危机能够带来适用于过去和现在的洞见。

注释

导言：东亚的口罩世纪

1 Bradford Luckingham, "To Mask or not to Mask: A Note on the 1918 Spanish Influenza Epidemic in Tucson", *The Journal of Arizona History,* Vol. 25, No. 2, Summer, 1984, pp. 191-204.

2 Sandra M. Tomkins, "The Failure of Expertise: Public Health Policy in Britain during the 1918-19 Influenza Epidemic", *Social History of Medicine,* Vol. 5, No. 3, 1992, p. 439.

3 Edwina Palmer and Geoffrey W. Rice, "'Divine Wind versus Devil Wind' Popular Responses to Pandemic Influenza in Japan, 1918–1919", *Japan Forum,* Vol. 4, No. 2, 1992, pp. 317-328.

4 邓铁涛、程之范：《中国医学通史》，北京：人民卫生出版社，2000年，第375页。

5 Sean Hsiang-Lin Lei, *Neither Donkey nor Horse: Medicine in the Struggle over China's Modernity*, Chicago: The University of Chicago Press, 2014, p. 26.

口罩的历史

1 Wyssotzki, 引自 Afanasjeff and Wax, "Human Plague", Petrograd, 1904, p. 4。

2 Charles Broquet, *Bull. Soc. Path. Ex.*, vol. 4, 1911, p. 636.

3 Michon, Thèse de Paris, 1860, 引自 Georg Sticker, *Abhandlungen aus der Seuchengeschichte und Seuchenlehre, vol. I Die Pest*, Giessen: A. Töpelmann, 1908, p. 63。

4 引自 Georg Sticker, *ibid.*, p. 66。

5 *Ibid.*, p. 80.

6 Georg Sticker, *vol. I Die Pest*, 1908, pp. 155, 207, 227, 264, 291;

Sticker, *vol. II Die Pest*, pp. 193, 298.

另见 Robert Fletcher, *The Tragedy of the Great Plague of Milan in 1630*, Baltimore: Johns Hopkins Press, 1898。

7 Georg Sticker, *vol. II Die Pest*, pp. 419-420.

8 *Ibid.*, p. 334.

9 Georg Sticker, *Wiener Klinische Rundschau*, No. 10, 1898, p. 149.

10 *North Manchurian Plague Prevention Service Report*, 1923-1924, p. 53.

11 Wyssotzki and Kasan, ed., *Collection of Plague Papers,* I, 1879, p. 123;

Ibid., p. 109.

12 Carl Nägeli, *Die niederen Pilze in ihren Beziehungen zu den Infectionskrankheiten und der Gesundheitspflege*, München: R. Oldenbourg, 1877, pp. 154-155.

13 *German Plague Report*, 1901, p. 356.

14 Georg Sticker*, vol. II Die Pest*, p. 298.

15 引自 Robert Bruce Low, *Local Government Board Report*, 1898-1901, p. 372。

16 *Ibid.*, p. 114.

17 Danylo Zabolotny, *Mukden Coference Report*, 1912, p. 289. 该报告全称应为 *Report of the International Plague Conference held at Mukden, April, 1911*, 本文注释保留伍连德对该报告的简称。

18 Eckert, *D. Med. Woch.*, 1905, vol. 31, p. 429.

19 *Mukden Conference Report*, p. 287.

20 *Ibid.*, p. 303.

21 *Ibid.,* p. 465;

Ph. Fl. Sc., vol. VII b, 1912, p. 134.

22 *Ibid.*, p.134.

23 Wu Lien-Teh and colleagues, *Fl. Hyg.* vol. 21, 1923, p. 321.

24 *Mukden Conference Report*, p. 303.

25 *Mukden Conference Report*, p. 90.

26 *Mukden Conference Report*, p. 394;

Phil. Fl. Sc., vol. VII b, 1912, p. 134.

27 *Ph. Fl. Sc.,* vol. VII b, 1912, p. 255.

28 *Ph. Fl. Sc.*, vol. VII b, 1912, p.134.

29 W. Byam and R.G. Archibald, *The Pract. of Med. in the Tropics*, vol. II, London: Henry Frowde and Hodder & Stoughton, 1922, p. 1037.

30 Mason Leete, "Some Experiments on Masks", *Lancet*, I, 1919, p. 392.

31 Wu Lien-Teh and colleagues, *Fl. Hyg.*vol. 21, 1923, p. 321.

32 Arthur Stanley, *Mukden Conference Report*, p. 466.

33 Shibasaburo Kitasato, *Ibid.*, p. 289.

34 *Ibid.*, p. 304.

35 *Ibid.*, pp. 90-92.

36 *Publications of the Civil Medical Service in Netherlands-India*, Batavia: JavascheI Boekhandel en Drukkerij, I a, 1912, p. 69.

37 *Austrian Plague Report*, 1889, vol. I, p. 215.

38 *A Dictionary of Practical Medicine*, vol. II, p. 552.

39 *Saratov Conference Report*, 1924, p. 136.

40 Richard Strong, *Mukden Conference Report*, p. 87.

41 *Ibid.*, p. 264, 287.

42 *Ibid.*, p. 394.

43 *Austrian Plague Report,* vol. I, p. 215.

鼠疫口罩：个人防护装备在防疫中的视觉显现

1 Sarah Lazarus, "Germ Warfare: Hong Kong's Never-Ending Fight Against Viruses", *Post Magazine*, 2013, December 1, pp. 20-24.

2 参见 http://www.scmp.com/magazines/post-magazine/article/1367769/germ-warfare-hong-kongs-never-ending-fight-against-viruses。

3 Laurie Garrett, *The Coming Plague: Newly Emerging Diseases in a World Out of Balance*, London: Penguin Books, 1994.

4 L. M. Casanova, L. J. Teal, E. E. Sickbert-Bennett, D. J. Sexton, W. A. Rutala, D. J. Weber, and CDC Prevention Epicenters Program, "Assessment of Self-contamination During Removal of Personal Protective Equipment for Ebola Patient Care", *Infection Control & Hospital Epidemiology*, Vol. 37, No. 10, 2016, pp. 1156-1161.

C. R. MacIntyre, A. A. Chughtai, H. Seale, G. A. Richards, and P. M. Davidson, "Respiratory Protection for Healthcare Workers Treating Ebola Virus Disease (EVD): Are Facemasks Sufficient to Meet Occupational Health and Safety Obligations?", *International Journal of Nursing Studies*, Vol. 51, No. 12, 2014, pp. 1421-1426.

R. Reidy, T. Fletcher, C. Shieber, J. Shallcross, H. Towler, M. Ping, L. Kenworthy, et al, "Personal Protective Equipment Solution for UK Military Medical Personnel Working in an Ebola Virus Disease Treatment Unit in Sierra Leone", *Journal of Hospital Infection*,

Vol. 96. No. 1, 2017, pp. 42-48.

5 F. Bin-Reza, V. Lopez Chavarrias, A. Nicoll, and M. E. Chamberland, "The Use of Masks and Respirators to Prevent Transmission of Influenza: A Systematic Review of the Scientific Evidence", *Influenza and Other Respiratory Viruses*, Vol. 6, No. 4, 2012, pp. 257-267.

N. C. J. Brienen, A. Timen, J. Wallinga, and P. F. M. Teunis, "The Effect of Mask Use on the Spread of Influenza During a Pandemic", *Risk Analysis,* Vol. 30, No. 8, 2010, pp. 1210-1218.

B. J. Cowling, Y. Zhou, D. K. Ip, G. M. Leung, and A. E. Aiello, "Face Masks to Prevent Transmission of Influenza Virus: A Systematic Review", *Epidemiology and Infection*, Vol. 138, No. 4, 2010, pp. 449-456.

6 C. R. Biscotto, E. R. P. Pedroso, C. E. F. Starling, and V. R. Roth, "Evaluation of N95 Respirator Use as a Tuberculosis Control Measure in a Resource-Limited Setting", *The International Journal of Tuberculosis and Lung Disease*, Vol. 9, No. 5, 2005, pp. 545-549.

7 Q. Syed, W. Sopwith, M. Regan, and M. Bellis, "Behind the Mask. Journey Through an Epidemic: Some Observations of Contrasting Public Health Responses to SARS", *Journal of Epidemiology and Community Health*, Vol. 57, 2003, pp. 855-856.

8 Y. C. Chuang, Y. L. Huang, K. C. Tseng, C. H. Yen, and L.-H. Yang, "Social Capital and Health-Protective Behavior Intentions in

an Influenza Pandemic", *PLOS One*, Vol. 10, No. 4, 2015, pp. 1156-1161.

B. J. Condon, and T. Sinha, "Who is that Masked Person: The Use of Face Masks on Mexico City Public Transportation during the Influenza A (H1N1) Outbreak", *Health Policy*, Vol. 95, No. 1, 2010, pp. 50-56.

Y. H. Ferng, J. Wong-McLoughlin, A. Barrett, L. Currie, and E. Larson, "Barriers to Mask Wearing for Influenza-Like Illnesses Among Urban Hispanic Households", *Public Health Nursing*, Vol. 28, No.1, 2010, pp. 18-28.

W. Koji, O. E. Kuniko, and D. Smith, "Wearing Face Masks in Public During the Influenza Season May Reflect Other Positive Hygiene Practices in Japan", *BMC Public Health*, Vol. 12, 2012, p. 1065.

J. T. Lau, J. H. Kim, H. Y. Tsui, and S. Griffiths, "Perceptions Related to Bird-To-Human Avian Influenza, Influenza Vaccination, and Use of Face Mask", *Infection*, Vol. 36. No. 5, 2008, pp. 434-443.

X. Ma, Q. Liao, J. Yuan, Y. Liu, Y. Liu, J. Chen, J. Liu, et al., "Knowledge, Attitudes and Practices Relating to Influenza A (H7N9) Risk Among Live Poultry Traders in Guangzhou City, China", *BMC Infectious Diseases*, Vol. 14, 2014, p. 554.

C. R. MacIntyre, S. Cauchemez, D. E. Dwyer, H. Seale, P. Cheung, G. Browne, M. Fasher, et al., "Face Mask Use and Control of Respiratory Virus Transmission in Households", *Emerging Infectious Diseases*, Vol. 15, No. 2, 2009, pp. 233-241.

M. S. Y. Sin, "Masking Fears: SARS and the Politics of Public Health in China", *Critical Public Health*, Vol. 26, No. 1, 2016, pp. 88-98.

9 F. Frontisi-Ducroux, *Du masque au visage. Aspects De L'identité En Grèce Ancienne*, Paris, France: Flammarion, 1995.

D. Pollock, "Masks and the Semiotics of Identity", *The Journal of the Royal Anthropological Institute* (NS), Vol. 1, No. 3, 1995, pp. 581-597.

10 例如 L. Birch de Aguilar, *Inscribing the Mask: Interpretation of Nyau Masks and Ritual Performance among the Chewa of Central Malawi*, Sankt Augustin, Germany: Anthropos Institute, 1996。

11 例如 A. Fienup-Riordan, *The Living Tradition of Yup'ik Masks: Agayuliyararput (Our Way of Making Prayer)*, Seattle, WA: University of Washington Press, 1996。

J. Oosten, "Representing the Spirits: The Masks of the Alaskan Inuit", in J. Coote and A. Shelton, eds. *Anthropology, Art and Aesthetics*, Oxford: Clarendon Press, 1992, pp. 113-134.

12 A. D. Napier, *Masks, Transformation, and Paradox*, Berkeley, CA: University of California Press, 1986, p. xxiii.

13 E. Tonkin, "Masks and powers", *Manual* (NS), 1979, Vol. 14, No. 2, pp. 237-248.

14 A. D. Napier, *Masks, Transformation, and Paradox*, p. xxiii.

15 R. Rogaski, *Hygienic Modernity, Meaning of Health and Disease in Treaty-Port China*, 2004.

16 M. Gamsa, "The Epidemic of Pneumonic Plague in Manchuria 1910-1911", *Past & Present*, Vol. 190, No. 1, 2006, pp. 147-183.

C. Lynteris, *Ethnographic Plague: Configuring Disease on the Chinese-Russian Frontier*, London: Palgrave Macmillan, 2016.

C. F. Nathan, *Plague Prevention and Politics in Manchuria 1910-1931*, Cambridge, MA: Harvard East Asian Monographs, 1967.

W. C. Summers, *The Great Manchurian Plague of 1910-1911: The Geopolitics of an Epidemic Disease*, New Haven, CT: Yale University Press, 2012.

17 Sean Hsiang-Lin Lei, "Sovereignty and the Microscope: Constituting Notifiable Infectious Disease and Containing the Manchurian Plague (1910-1911)", in A. K. Ch Leung and C. Furth, eds., *Health and Hygiene in Chinese East Asia: Policies and Publics in the Long Twentieth Century*, Durham, NC: Duke University Press, 2011, pp. 73-106.

18 J. L. Spooner, "History of Surgical Face Masks", *AORN Journal*, Vol. 5, 1967, pp. 76-80.

19 Wu, L.-T., *Treatise on Pneumonic Plague*, Geneva, Swit-

zerland: League of Nations, 1926, pp. 393-394.

20 B. Luckingham, "To Mask or not to Mask: A note on the 1918 Spanish Influenza Epidemic in Tucson", *The Journal of Arizona History*, Vol. 25, No. 2, 1984, pp. 191-204.

N. Tomes, "'Destroyer and Teacher': Managing the Masses during the 1918-1919 Influenza Pandemic", *Public Health Reports*, Vol. 125, supp. 3, 2010, pp. 48-62.

Wu, L.-T., "Practical Points in the Treatment of Plague", *The Lancet*, Vol. 198, No. 5121, 1921, pp. 853-854.

21 Wu, L.-T., *Plague Fighter, the Autobiography of a Modern Chinese Physician*, Cambridge, UK: W. Heffer & Sons, 1959, p. 19.

22 P. Wald, *Contagious: Cultures, Carriers, and the Outbreak Narrative*, Durham, NC: Duke University Press, 2008.

23 Wu, L.-T., *Plague Fighter, the Autobiography of a Modern Chinese Physician*, p. 22.

24 Wu, L.-T., *Views of Harbin (Fuchiatien) Taken during the Plague Epidemmic*, Shanghai: The Commercial Press, 1911.

25 Wu, L.-T., *Plague Fighter, the Autobiography of a Modern Chinese Physician.*

26 C. Lynteris, *Ethnographic Plague: Configuring Disease on the Chinese-Russian Frontier*, 2016.

27 Wu, L.-T., *Views of Harbin (Fuchiatien) Taken during the Plague Epidemmic*, Shanghai: The Commercial Press, 1911.

28 R. Peckham, "Hong Kong Junk: Plague and the Economy of Chinese Things", *Bulletin of the History of Medicine*, Vol. 90, No. 1, 2016, pp. 32-60.

J. J. Platt, M. E. Jones, and A. K. Platt, *The Whitewash Brigade: The Hong Kong Plague of 1894*, London: Dix Noonan Webb, 1998.

29 R. Peckham, "Hong Kong Junk: Plague and the Economy of Chinese Things", *Bulletin of the History of Medicine*, pp. 32-60.

30 R. Peckham, "Plague Views: Epidemics, Photography, and the Ruined City", in Lukas Engelmann, John Henderson and Christos Lynteris, eds, *Plague and the City*, Abingdon, Oxon; New York, NY: Routledge, 2018, p. 102.

31 G. Agamben, *Stasis. Civil War as a Political Paradigm*, N. Heron, trans, Stanford, CA: Stanford University Press, 2016.

C. Ginzburg, *Fear Reverence Terror. Five Essays in Political Iconography*, Calcutta, London, New York: Seagull Books, 2017, p. 57.

F. Falk, *Eine gestische Geschichte der Grenze. Wie der Liberalismus an der Grenze an seine Grenzen kommt*, Munich, Germany: Wilhelm Fink Verlag, 2011.

32 G. Mooney, *Intrusive Interventions: Public Health, Domestic Space, and Infectious Disease Surveillance in England 1840-1914*, New York: University of Rochester Press, 2015.

33 Fang, "Individual Precautions Taken by the Medical Staff

during the Recent Epidemic at Fuchiatien", in R. P. Strong, ed., *Report of the International Plague Conference Held at Mukden April 1911*, Manila, The Philippines: Bureau of Printing, 1912, p. 287.

34 M. A. Barber, and O. Teague, "Studies on Pneumonic Plague and Plague Immunization, XII", in *Some Experiments to Determine the Efficacy of Various Masks for Protection against Pneumonic Plague*, Manila, The Philippines: Bureau of Printing, 1912, p. 244.

资料源于阿拉巴马大学伯明翰分校 UAB 档案馆，Series/Collection MC12, Folder 1.14。感谢蒂莫西·李·彭尼卡夫（Timothy Lee Pennycuff）在查找和阅览这些资源时提供帮助。

35 C. Broquet, "Le Masque dans la Peste. Présentation d'un Modèle de Masque Antipesteux", *Bulletin de la Société de Pathologie Exotique*, Vol. 4, 1911, p. 64.

36 B. J. Hendrick, "Fighting 'Black Death' in Manchuria", *The World's Work*, Vol. 27, 1914, pp. 210-222.

37 R. P. Strong, ed., *Report of the International Plague Conference Held at Mukden April 1911*, 1912, p. 465.

38 *Ibid.*, p. 303.

39 M. A. Barber, and O. Teague, "Studies on Pneumonic Plague and Plague Immunization, XII", in *Some Experiments to Determine the Efficacy of Various Masks for Protection against Pneumonic Plague*, p. 268.

40 S. Buck-Morss, *The Origin of Negative Dialects: Theodor W. Adorno, Walter Benjamin, and the Frankfurt Institute*, New York: The Free Press, 1977.

41 D. Pollock, “Masks and the Semiotics of Identity”, *The Journal of the Royal Anthropological Institute (NS)*, Vol. 1, No. 3, 1995, p. 586.

42 S. Buck-Morss, *The Origin of Negative Dialects: Theodor W. Adorno, Walter Benjamin, and the Frankfurt Institute*, p. 106.

43 Kapferer, B., “Anthropology and the Dialectic of Enlightenment: A discourse on the Definition and Ideals of a Threatened Discipline”, *The Australian Journal of Anthropology*, Vol. 18, No. 1, 2007, p. 86.

44 M. Taussig, “History as Commodity in Some Recent American (Anthropological) Literature”, *Critique of Anthropology*, Vol. 9, No. 1, 1989, p. 12.

45 如 “How Our forefathers Fought the Plague”, *The British Medical Journal*, Vol. 2, No. 1969, 1898, pp. 903-908;

“The Management of Pneumonic Plague Epidemics”, *The Lancet*, Vol. 209, No. 5403, 1927, pp. 611-612。

46 M. Harrison, “Pandemics”, in M. Jackson, ed., *The Routledge History of Disease*, London: Routledge, 2017, pp. 129-146.

47 这种做法在1894年香港的英国士兵中得到了重现。这些士兵参与了抗疫工作时，会将浸有苯酚（carbolic acid）的手帕按在自己的鼻子和嘴上。参见 R. Peckham, “Hong Kong Junk: Plague and the Economy of Chinese Things”, *Bulletin of the History of Medicine*, 2016。

48　R. Blanchard, “Notes Historiques sur la Peste”, *Archives de Parasitologie*, Vol. 3, 1900, pp. 589-646.

49　C. Broquet, “Le Masque dans la Peste: Présentation d’un Modèle de Masque Antipesteux”, 1911.

50　关于克洛－贝的讨论，参见 G. M. La Rue, “Treating Black Deaths in Egypt: Clot-Bey, African Slaves, and the Plague Epidemic of 1834-1835”, in A. Winterbottom and F. Tesfaye eds., *Histories of Medicine and Healing in the Indian Ocean World*, Volume Two, the Modern Period, London & New York: Palgrave Macmillan, 2016, pp. 27-59。

51　C. Broquet, “Le Masque dans la Peste: Présentation d’un Modèle de Masque Antipesteux”, pp. 636-645.

52　A. B. Clot-Bey, *De La peste observée en Egypte: Recherches et Considérations sur cette Maladie*, Paris: Fortin Masson et Cie, 1840, p. 425.

53　*ibid*, p. 389.

54　S. Barker, “Poussin, Plague, and Early Modern Medicine”, *The Art Bulletin*, Vol. 86, No. 4, 2004, p. 661.

55　关于现代早期鼠疫与恐惧关系的其他方面，参见简·史蒂文斯·克劳肖（Jane Stevens Crawshaw）对1658年安特罗·玛丽亚·达·圣·博纳文图拉（Antero Maria da San Bonaventura）有关隔离的作品的分析，见 Jane Stevens Crawshaw, The places and spaces of early modern quarantine, in A. Bashford, ed., *Quarantine: Local and Global Histories*, London & New York: Palgrave Macmillan, 2017, pp. 15-34。

56 S. Barker, "Poussin, Plague, and Early Modern Medicine", The Art Bulletin, Vol. 86, No. 4, 2004.（该文追溯了西方自亚里士多德以来的悲剧诗学传统，包括悲剧所带来的情感宣泄有利于身心健康；作者进一步推测，普桑试图以悲剧主题的绘画帮助人们发泄恐惧和不安，以提供类似的医学效果。——译者注）

57 D. G. Grigsby, "Rumour, Contagion and Colonization in Gros's Plague-stricken of Jaffa (1804)", *Representations*, Vol. 51, 1995, p. 9.

58 Y. Hibbot, "'Bonaparte Visiting the Plague-Stricken at Jaffa' by Antoine Jean Gros (1771-1835)", *British Medical Journal*, Vol. 1. No. 5642, 1969, pp. 501-502.

59 关于拿破仑医学、埃及战役和鼠疫，参见 T. G. Russell, and T. M. Russell, "Medicine in Egypt at the Time of Napoleon Bonaparte", *British Medical Journal*, Vol. 327, No. 7429, 2003, pp. 1461-1464; J.-F. Hutin, "La Littérature Médicale de la Campagne d'Égypte", *Histoire des Sciences Médicales*, Vol. xlvi, No. 1, 2012, pp.19-30; C. Kelly, "Medicine and the Egyptian Campaign: The Development of the Military Medical Officer during the Napoleonic

Wars c. 1798-1801", *Canadian Bulletin of Medical History*, Vol. 27, No. 2, 2010, pp. 321-342。这种视觉艺术以及德热内特在雅法的例子包括：皮埃尔·安托万·奥古斯丁·瓦弗拉德（Pierre Antoine Augustin Vafflard）的《埃及战役首席医生德热内特在生病的士兵面前沾染鼠疫以平息他们的想象》(*Desgenettes, médecin en chef de l'armeé d'Egypte, s'inocule La peste en présence Des soldats malades afin de calmer leur imagination*)（日期不详），以及让·索里厄尔（Jean Sorieul）的《首席医生德热内特与雅法的鼠疫患者》（*The Doctor In Chief Desgenettes With Plague Victims Of Jaffa*, *1804*）。让·科凯（Jean Coquet）的一幅现代壁画（1946）装饰在里昂的德热内特医院（L'Hôpital Desegnettes）大厅。

60 R. P. Strong, ed., *Report of the International Plague Conference Held at Mukden April 1911*, p. 303.

61 E. Kinnear, "Propitiating the plague spirits", *The China Medical Missionary Journal*, Vol. 264, 1902, p. 204.

62 C. Lynteris, *Ethnographic Plague: Configuring Disease on the Chinese-Russian Frontier,* p. 315.

63 P. Redfield, "Fluid Technologies: The Bush Pump, the LifeStraw® and Microworlds of Humanitarian Design", *Social Studies of Science*, Vol. 46, No. 2, 2016, pp. 159-183.

64 G. Agamben, *What is an Apparatus and Other Essays*, D. Kishik and S. Pedatella, trans., Stanford, CA: Stanford University Press, 2009.

65 A. Gell, *Metamorphosis of the Cassowaries*, London: Athlone Press, 1975, p. 301.

“伍氏口罩”的由来

1 Alfred J. Costain, *The Life of Dr. Arthur Jackson of Manchuria*, London: Hodder and Stoughton, 1911, pp. 49, 52, 62, 68-69, 142.

Dugald Christie, *Thirty Years in Moukden, 1883-1913*, New York: McBride, Nast & Company, 1914, pp. 237-241.

2 Wu Lien-Teh, *Plague Fighter: The Autobiography of A Modern Chinese Physician*, p. 22.

Alfred J. Costain, *The Life of Dr. Arthur Jackson of Manchuria*, p. 139.

3 Alfred J. Costain, *The Life of Dr. Arthur Jackson of Manchuria*, p. 139.

Wu Lien-Teh, *Plague Fighter: The Autobiography of A Modern Chinese Physician*, pp. 19-20.

4 Dugald Christie, *Thirty Years in Moukden, 1883-1913*, pp. 240-250.

Alfred J. Costain, *The Life of Dr. Arthur Jackson of Manchuria*, p. 133.

5 Alfred J. Costain, *The Life of Dr. Arthur Jackson of Manchuria*, p. 132.

6　邓铁涛、程之范主编：《中国医学通史·近代卷》，北京：人民卫生出版社，2000年，第375页。

Christos Lynteris, “Plague Masks: The Visual Emergence of Anti-Epidemic Personal Protection Equipment”, *Medical Anthropology*, Vol.37, No.6, 2018 p. 444.

Sean Hsiang-lin Lei, *Neither Donkey nor Horse: Medicine in the Struggle over China's Modernity*, Chicago: The University of Chicago Press, 2014, p. 26.

7　Wu Lien-Teh, *Plague Fighter: The Autobiography of A Modern Chinese Physician*, p. 1.

8　代表性论著有：Carl F. Nathan, *Plague Prevention and Politics in Manchuria, 1910-1931*, Boston: Harvard University Asia Center, Harvard University, 1967；

Carol Benedict, *Bubonic Plague in Nineteenth-Century China*, Stanford: Stanford University Press, 1996, Chapter 6;

Liew Kai Khiun, “(Re)Claiming Sovereignty: The Manchuria Plague Prevention Services (1912-1931)”, in Iris Borowy(ed.), *Uneasy Encounters: The Politics of Medicine and Health in China 1900-1937*, Frankfurt am Main: Peter Lang GmbH, 2009, pp. 125-148;

胡成：《东北地区肺鼠疫蔓延期间的主权之争（1910.11—1911.4）》，《中国社会历史评论》2008年第9卷，第214页；

曹树基、李玉尚：《鼠疫：战争与和平——中国的环境与社会变迁（1230—1960年）》，济南：山东画报出版社，2006年，第

9章；

焦润明：《清末东北三省鼠疫灾难及防疫措施研究》，北京师范大学出版社，2011年；

William C. Summers, *The Great Manchurian Plague of 1910-1911: The Geopolitics of An Epidemic Disease*, 2012;

Sean Hsiang-lin Lei, *Neither Donkey nor Horse: Medicine in the Struggle over China's Modernity*, Chapter 2；

杜丽红：《清末东北鼠疫防控与交通遮断》，《历史研究》2014年第2期，第73页；

饭岛涉：《鼠疫与近代中国：卫生的制度化和社会变迁》，朴彦等译，北京：社会科学文献出版社，2019年，第4、5章；

管书合：《国际合作与防疫主权：1911年奉天万国鼠疫研究会再研究》，《史学月刊》2020年第6期，第93页；

焦润明：《庚戌鼠疫应对与中国近代防疫体系初建》，《历史研究》2020年第2期，第13页。

9　Christos Lynteris, "Plague Masks: The Visual Emergence of Anti-Epidemic Personal Protection Equipment", pp. 442-457.

10　Robert Peckham, *Epidemics in Modern Asia*, Cambridge: Cambridge University Press, 2016, p. 217.

11　Andrew Marshall, and Judith Marshall, *Striving for the Comfort Zone: A Perspective on Julius Jeffreys*, Dallas: Windy Knoll Publications, 2004, pp. 101-102.

12　白井松之助『醫用器械圖譜』，1886：107.

Wolfgang Miche, "Tradition and Innovation-Medical Instruments in Edo and Meiji Japan", *International Symposium on the History of Indigenous Knowledge*, Vol. 2, 2012, p. 64.

13 Wilhelm Lobscheid, *English and Chinese Dictionary*, Hong Kong: The Daily Press Office, 1866-1869, p. 1482.

羅布存德原著，井上哲次郎訂增『訂增英華字典』，1884：901.

藤本次右卫门藏，颜惠庆：《英华大辞典》，上海：商务印书馆，1908年，第1902页。

Philip B. Cousland, *An English-Chinese Lexicon of Medical Terms*, The American Presbyterian Mission Press, 1908, p. 312.

Richard Wilhelm, *Deutsch-Englisch-Chinesisches Fachwörterbuch*, Tsingtau: Deutsch-Chinesischen Hochschule, 1911, p. 421.

14 有关20世纪初医学界对肺鼠疫的认识，参见 William Hamilton Jeffreys, and James L. Maxwell, *The Diseases of China*, Philadelphia: P. Blakiston's Son & Co., 1911, p. 78。

15 参见 Charles A. Rockwood Jr., and Don H. O'Donoghue, "The Surgical Mask: Its Development, Usage and Efficiency", *Archives of Surgery*, Vol. 80, 1960, p. 103；

John L. Spooner, "History of Surgical Face Masks," *AORN Journal*, Vol. 5, No. 1, 1967, p. 76。

16 B. Burnett Ham, *Report on Plague in Queensland, 1900-1907*, Brisbane: Government Printer, 1907, p. 13.

17 Arthur Newsholme, "Memorandum on Plague", *The British Medical Journal*, Vol. 2, No. 2603, 1910, p. 1637.

18 Bruce Low, *Reports and Papers on Bubonic Plague*, p. 372.

19 守屋伍造「大阪市ニ流行セル『ペスト』ニ就テ」,『細菌學雜誌』, 51，1900：115.

20 住田朋久「鼻口のみを覆うもの——マスクの歴史と人類学にむけて」,『現代思想』, 5，2020：191-192.

21 柴山五郎「ペスト」,『細菌學雜誌』, 139，1907：45.

22 衛生局『獨逸帝國衛生局ニ於ケルペスト會議記事』, 國文社，1900：44.

23 "Thousand Die Each Day", *The Times-Democrat*, New Orleans, Louisiana, February 6, 1911, p. 2.

"Doctors Wear Masks during Awful Plague", *The Buffalo Sunday Morning News*, Buffalo, New York, February 19, 1911, p. 2.

"Visit to Plague Hospital", *The Washington Post*, May 21, 1911, p. 2.

24 Alfred J. Costain, *The Life of Dr. Arthur Jackson of Manchuria*, p. 125.

25 北通州公理会医院:《鼠瘟防法》，载李文海等主编《中国荒政书集成》第12册，天津古籍出版社，2010年，第8080页。

"The Chinese Plague", *The Northern Whig*, March 11, 1911, p. 8.

26 松王數男「『ペスト』瑣談」,『日本傳染病學會雜誌』2卷6号，1928.3.20：641.

27　奉天全省防疫总局:《东三省疫事报告书》，载李文海等主编《中国荒政书集成》第12册，第8392、8404、8395页。

28　Wu Lien-Teh, *Plague Fighter: The Autobiography of A Modern Chinese Physician*, p. 8.

29　Eli Chernin, “Richard Pearson Strong and the Manchurian Epidemics of Pneumonic Plague, 1910-1911”, *Journal of the History of Medicine,* Vol. 44, No. 3, 1989, pp. 301-302.

30　奉天全省防疫总局:《东三省疫事报告书》，载李文海等主编《中国荒政书集成》第12册，第8386页。

31　Richard P. Strong, “Studies on Pneumonic Plague and Plague Immunization”, *The Philippine Journal of Tropical Medicine*, Vol. 7, No. 3, 1912, pp. 131-133.

32　斯特朗在东北期间主要从事三个方面的研究：治疗方法、传播途径和病理解剖学。参见 Eli Chernin, “Richard Pearson Strong and the Manchurian Epidemic of Pneumonic Plague, 1910-1911”, *Journal of the History of Medicine*, Vol. 44, No. 3, 1989, p. 305。

33　Reginald Farrar, “Plague in Manchuria”, *Journal of the Royal Society of Medicine*, Vol. 5, 1912, p. 3.

图片参见關東都督府臨時防疫部『明治四十三、四年南滿州「ペスト」流行誌附録寫眞帖』，滿洲日日新聞社，1912。

“A Japanese Sentry Plague-Proof”, *The Graphic*, March 4, 1911, p. 302.

34　《盛京时报》此类广告甚多。如《告白》,《盛京时报》

1911年2月14日，第6版；

《百斯笃防疫消毒药品各种》，《盛京时报》1911年2月26日，第4版。

35 Stanley Joel Reiser, *Medicine and the Reign of Technology*, Cambridge: Cambridge University Press, 1978, p. ix.

36 Richard P. Strong, Arthur Stanley, Erich Martini, and G. F. Petrie, eds., *Report of the International Plague Conference*, p. 92.

37 「撫順停留所停留者ノ一部」，關東都督府臨時防疫部『明治四十三、四年南滿州「ペスト」流行誌附録寫眞帖』.

38 奉天全省防疫总局：《东三省疫事报告书》，载李文海等主编《中国荒政书集成》第12册，第8324页。

39 松王數男「『ペスト』瑣談」，『日本傳染病學會雜誌』2卷6号，1928.3.20：641-642.

40 松王數男「肺百斯篤患者ニ對スル綿紗覆口試驗」，『細菌學雜誌』192，1911：734-738.

41 Richard P. Strong, Arthur Stanley, Erich Martini, and G. F. Petrie, eds., *Report of the International Plague Conference*, p. 90.

42 "Obituary", *The British Medical Journal*, Vol. 1, No. 3667, Apr. 18, 1931, pp. 687-688.

焦润明：《清末东北三省鼠疫灾难及防疫措施研究》，第268—270页。

43 Richard P. Strong, Arthur Stanley, Erich Martini, and G. F. Petrie, eds., *Report of the International Plague Conference*, p. 355.

44　焦润明:《清末东北三省鼠疫灾难及防疫措施研究》，第53页。

45　Richard P. Strong, Arthur Stanley, Erich Martini, and G. F. Petrie, eds., *Report of the International Plague Conference*, pp. 287-288.

46　岩本藤吉『医科器械目录』, 岩本器械店，1914：319.

周林、温小郑主编:《货币国际化》，上海财经大学出版社，2001年，第113页。

47　俞风宾:《避疫面具之制法及用法》,《中华医学杂志》第4卷第2期，1918年6月，第79页。

48　Richard P. Strong, Arthur Stanley, Erich Martini, and G. F. Petrie, eds., *Report of the International Plague Conference*, p. 303.

49　Chinese Plague Commission, *Views of Harbin (Fuchiatien) Taken during the Plague Epidemic, (December 1910-March 1911)*, Shanghai: The Commercial Press, 1911, pp. 14, 22, 43, 44.

50　Richard P. Strong, Arthur Stanley, Erich Martini, and G. F. Petrie, eds., *Report of the International Plague Conference*, p. 394.

51　*Ibid.*, p. 287.

52　*Ibid.*, pp. 465-466.

53　"'Flu'in Shanghai", *The North-China Herald*, March 8, 1919, p. 625.

"The Prevention of Pneumonic Plague", *The China Medical Journal*, Vol. 32, No. 3, 1918, p. 255.

M. A. Barber, and Oscar Teague, “Studies on Pneumonic Plague and Plague Immunization”, *The Philippine Journal of Tropical Medicine*, Vol. 7, No. 3, 1912, p. 257.

54 Richard P. Strong, Arthur Stanley, Erich Martini, and G. F. Petrie, eds., *Report of the International Plague Conference*, pp. 459, 465, 478.

55 柴山五郎作的发言，参见 Richard P. Strong, Arthur Stanley, Erich Martini, and G. F. Petrie, eds., *Report of the International Plague Conference*, p. 90。

德来格有关“呼吸器”的言论，参见 George Douglas Gray, “A Report on the Septicemic and Pneumonic Plague Outbreak in Manchuria and North China (Autumn, 1910-Spring, 1911)”, *The Lancet*, Vol. 177, No. 4574, 1911, p. 1160。

德来格在大会上有关“口罩”的发言，参见 Richard P. Strong, Arthur Stanley, Erich Martini, and G. F. Petrie, eds., *Report of the International Plague Conference*, p. 352。

56 刘禾：《帝国的政治话语：从近代中西冲突看现代世界秩序的形成》，杨立华等译，北京：生活·读书·新知三联书店，2009年，第45页。

57 俞凤宾：《避疫面具之制法及用法》，《中华医学杂志》第4卷第2期，1918年6月，第77页。

58 Richard P. Strong, “Studies on Pneumonic Plague and Plague Immunization”, *The Philippine Journal of Tropical Medicine*,

Vol. 7, No. 3, (June, 1912), p. 132.

M. A. Barber, and Oscar Teague, “Studies on Pneumonic Plague and Plague Immunization”, pp. 255-268.

59 M. A. Barber, and Oscar Teague, “Studies on Pneumonic Plague and Plague Immunization”, p. 255.

60 Richard P. Strong, Arthur Stanley, Erich Martini, and G. F. Petrie, eds., *Report of the International Plague Conference*, p. 394.

61 “Drs. Wu Lien-Teh and F. Eberson Performing Plague Inhalation Experiments in the Open Air Mukden 1916”, in Wu Lien-Teh (ed.), *North Manchurian Plague Prevention Service Reports (1914-1917),* Peking: “Peking Gazatte” Press, 1917, Plate III.

62 Health Officer Arthur Stanley, “The Mukden Plague Conference”, *The Municipal Gazette*, Vol. 4, No. 180 (Apr 20, 1911), p. 1.

“The Prevention of Pneumonic Plague”, *The China Medical Journal*, Vol. 32, No. 3, 1918, pp. 253-254.

63 Wu Lien-Teh, Chun Wing-Han, and Robert Pollitzer, “Plague in Manchuria”, *Journal of Hygiene*, Vol. 21, No. 3, 1923, p. 328.

64 *Ibid.*, p. 321.

65 Wu Lien-Teh ed., *North Manchurian Plague Prevention Service Reports (1918-1922),* Tientsin: Tientsin Press, 1922, Preface.

66 Wu Lien-Teh, Chun Wing-Han, and Robert Pollitzer, “Plague in Manchuria”, p. 350.

Wu Lien-Teh ed., *North Manchurian Plague Prevention Service Reports (1918-1922)*, p. 110.

67 Wu Lien-Teh, "Plague in the Orient with Special Reference to the Manchurian Outbreaks", in Peking Union Medical College (ed.), *Addresses & Papers: Dedication Ceremonies and Medical Conference*, Concord: Rumford Press, 1922, p. 198.

68 Wu Lien-Teh, *A Treatise on Pneumonic Plague*, p. 397.

69 *Ibid.*, p. 398.

70 Wu Lien-Teh, "Plague in the Orient with Special Reference to the Manchurian Outbreaks", pp. 186-207.

71 "How Anti-Plague Masks Are Worn", in Wu Lien-Teh(ed.), *North Manchurian Plague Prevention Service Reports (1918-1922)*, Illustration ix.

72 Wu Lien-Teh, *A Treatise on Pneumonic Plague*, p. 394.

73 伍连德强调线性进化的辉格史倾向，在其与王吉民合著的《中国医史》(*A History of Chinese Medicine*）中亦有相当的体现。参见 David Luesink, "The History of Medicine: Empires, Transnationalism and Medicine in China, 1908-1937", in Bridie Andrews, and Mary Brown Bullock(eds.), *Medical Transitions in Twentieth-Century China*, Bloomington: Indiana University Press, 2014, pp. 162-163。

74 Wu Lien-Teh, *A Treatise on Pneumonic Plague*, p. 393.

75 "Book Notices", *The Journal of the American Medical As-*

sociation, Vol. 107, No. 20, 1936, p. 1662.

76 Wu Lien-Teh, J. W. H. Chun, R. Pollitzer, and C. Y. Wu, *Plague: A Manual for Medical and Public Health Workers*, Shanghai: The Mercury Press, 1936, p. 368.

中文引言参见伍连德等合编《鼠疫概论》，卫生署海港检疫处，1937年，第201页。

77 Wu Lien-Teh, *Plague Fighter: The Autobiography of A Modern Chinese Physician*, p. 22.

78 邓铁涛、程之范主编:《中国医学通史·近代卷》，第375页。

Wu Yu-lin, *Memories of Dr. Wu Lien-Teh: Plague Fighter*, Singapore: World Scientific Publishing Company Pte Ltd, 1995, p. 74.

79 伍连德:《鼠疫斗士——伍连德自述》(上)，程光胜、马学博译，长沙：湖南教育出版社，2011年，第27页。

80 Wu Lien-Teh, *A Treatise on Pneumonic Plague*, fig. 28.

81 卫生局:《戴口罩的好处》，上海科学普及出版社，1957年，第2页；

张孝秩等编:《传染病手册》，上海卫生出版社，1958年，第12页；

上海第一医学院《医学卫生普及全书》编辑委员会编:《医学卫生普及全书》，上海科学技术出版社，1959年，第288—289页。

口罩与地缘政治：理查德·皮尔森·斯特朗的东北鼠疫照片，1910—1911

1 William C. Summers, *The Great Manchurian Plague of 1910-1911: The Geopolitics of an Epidemic Disease*, p. 1.

2 Sean Hsiang-Lin Lei, "Sovereignty and the Microscope: Constituting Notifiable Infectious Disease and Containing the Manchurian Plague (1910-1911)", in Angela Ki Che Leung, and Charlotte Furth, eds., *Health and Hygiene in Chinese East Asia: Policies and Publics in the Long Twentieth Century*, Durham: Duke University Press, 2010, p. 75.

3 Sean Hsiang-Lin Lei, *Neither Donkey nor Horse: Medicine in the Struggle over China's Modernity*, p. 26.

4 Sean Hsiang-Lin Lei, "Sovereignty and the Microscope: Constituting Notifiable Infectious Disease and Containing the Manchurian Plague (1910-1911)", p. 75.

5 Wu Yu-Lin, *Memoirs of Dr. Wu Lien-teh, Plague Fighter*, Singapore: World Scientific Publishing Company, 1995, p. 74.

6 Wu Lien-teh, "Practical Points in the Treatment of Plague", *Medical Record: A Weekly Journal of Medicine and Surgery*, Vol. 100, No. 1, Nov. 1921, p. 955.

7 "Taotai He superintending second cremation, Changchun", 1911, Richard P. Strong Papers, 1911-2004 (inclusive), 1911-1945

(bulk), W370887_1, Harvard University, Countway Library of Medicine.

8 "Examining a suspect", 1911, Richard P. Strong Papers, 1911-2004 (inclusive), 1911-1945 (bulk), W370458_1, Harvard University, Countway Library of Medicine.

9 Eli Chernin, "Richard Pearson Strong and the Manchurian Epidemic of Pneumonic Plague, 1910-1911", *Journal of the History of Medicine and Allied Sciences*, Vol. 44, No. 3, Jul. 1989, pp. 296-319, 305.

10 Christos Lynteris, "Plague Masks: The Visual Emergence of Anti-Epidemic Personal Protection Equipment", pp. 442-457, 445.

11 "Inspection squad starting on rounds", 1911, Richard P. Strong Papers, 1911-2004 (inclusive), 1911-1945 (bulk), W370442_1, Harvard University, Countway Library of Medicine.

12 "Plague suspected [sic] discovered on inspection tour", 1911, Richard P. Strong Papers, 1911-2004 (inclusive), 1911-1945 (bulk), W370452_1, Harvard University, Countway Library of Medicine.

13 "Transports: (left to right) For [already?] sick, for suspects, for contacts, for dead", 1911, Richard P. Strong Papers, 1911-2004 (inclusive), 1911-1945 (bulk), W370287_1, Harvard University, Countway Library of Medicine.

14 William C. Summers, *The Great Manchurian Plague of*

1910-1911: The Geopolitics of an Epidemic Disease, p. 57.

15 *Ibid.*, pp. 20-21.

16 Sean Hsiang-Lin Lei, "Sovereignty and the Microscope: Constituting Notifiable Infectious Disease and Containing the Manchurian Plague (1910-1911)", pp. 80-81.

17 Wu Lien-teh, "First Report of the North Manchurian Plague Prevention Service", *The Journal of Hygiene*, Vol.13, No. 3, Oct. 1913, pp. 237-290, 275.

18 Christos Lynteris, "Plague Masks: The Visual Emergence of Anti-Epidemic Personal Protection Equipment", pp. 446-447.

"Disinfection squad, Fuchiatien", 1911, Richard P. Strong Papers, 1911-2004 (inclusive), 1911-1945 (bulk), W370459_1, Harvard University, Countway Library of Medicine.

19 Wu Yu-Lin, *Memoirs of Dr. Wu Lien-teh, Plague Fighter*, p. 74.

20 "Scattering kerosene on stack of coffins, preparatory to cremation, Changchun", 1911, Richard P. Strong Papers, 1911-2004 (inclusive), 1911-1945 (bulk), W370872_1, Harvard University, Countway Library of Medicine.

21 Mark Gamsa, "The Epidemic of Pneumonic Plague in Manchuria 1910-1911", *Past & Present*, No. 190 (Feb, 2006), pp. 147-183, 152.

22 Sean Hsiang-Lin Lei, *Neither Donkey nor Horse: Medicine*

in the Struggle Over China's Modernity, p. 84.

23 Wu Yu-Lin, *Memoirs of Dr. Wu Lien-teh, Plague Fighter*, pp. 106-107.

24 王承基主编:《山西省疫事报告书》，上海：中华书局，1919年，第132页。

25 Jeff Yang, "The trailblazing doctor who invented the face mask", *CNN Opinion*, March 10, 2021, accessed February 2023, https://www.cnn.com/2021/03/10/opinions/google-doodle-dr-wu-lien-teh-yang/index.html

26 Christos Lynteris, "Plague Masks: The Visual Emergence of Anti-Epidemic Personal Protection Equipment", pp. 445-446.

27 Sean Hsiang-Lin Lei, "Sovereignty and the Microscope: Constituting Notifiable Infectious Disease and Containing the Manchurian Plague (1910-1911)", p. 26.

日本和亚洲的新冠政策历史背景

1 参见 https://www.statista.com/statistics/1104709/coronavirus-deaths-worldwide-per-million-inhabitants/。

2 参见 https://jbpress.ismedia.jp/articles/760513。

3 Tessa Wong, "Why some countries wear masks and others don't", *BBC News Singapore*, May 12, 2020.

Ralph Jennings, "Not Just Coronavirus: Asians Have Worn Face

Masks for Decades", *Voice of America*, March 11, 2020.

4 James F. Johnston, *The Chemistry of Common Life 10th edition*, Volume 2, New York: D. Appleton and Company, 1863, p. 266.

5 Christos Lynteris, "Plague masks: The Visual Emergence of Anti-Epidemic Personal Protection Equipment", pp. 442-457.

Sihn Kyu-Hwan, "Unexpected Success: The Spread of Manchurian Plague and the Response of Japanese Colonial Rule in Korea, 1910-1911", *Korea Journal*, Summer 2009, pp. 165-182.

6 Paul French, "In the 1918 flu pandemic, not wearing a mask was illegal in some parts of America. What changed?" *CNN*, April 5, 2020. 此篇报道转载了当时旧金山一家报纸的相关页面。

7 Juhee Kang, "A Thorough Study of the Spanish Influenza: How Japanese Party Politics and Ministerial Conflicts Reduced the Pandemic," *International Journal of Korean History*, 23(1), 2018.

该文中的第67页提到了卫生局散发的传单。姜周希在这篇文章中还详细介绍了北里柴三郎与政府的传染病研究所（附属于东京帝国大学）之间持续的激烈竞争，前者成立了自己的私人研究所来研究传染病。这场竞争不仅阻碍了在大流感期间实行有效应对措施，也阻碍了对大流感发生后的情况进行深入了解。

8 Sihn Kyu-Hwan, "The First and the Second Pneumonic Plague in Manchuria and the Preventive Measure of Japanese Colonial Authorities (1910-1921)", *Korean Journal of Medical History* 2012, Vol. 21, p. 476.

这篇文章是用韩文写就的，其中两页的英文摘要，是我的参考资料来源。

9　与 Juhee Kang 的个人通信。

10　“流感予防 ”, *Asahi Shinbun*, October 26, 1927, p. 7.

“感冒御用心、マスク・うがいはぜひ必要 ”, *Asahi shinbun*, evening edition, January 8, 1931, p. 2.

11　“マスクも効果がある ” 東京都予防対策協議会で協議 _ 流感 , *Asahi Shinbun*, November 22, 1957, p. 9.

12　Nayeema Raza, “What Single People Are Starting to Realize: what will the first post-pandemic kiss be like”, *New York Times*, May 18, 2020.

13　Barak Kushner, “Japan’s dark history with emergencies” , *Nikkei Asian Review*, April 20-26.

14　Sheldon Garon, *Molding Japanese Minds: The State in Everyday Life*, Princeton: Princeton University Press, 1997.

日本的鼠疫口罩：思考1899年德国的辩论和大阪医患的苦难

1　根本美作子，「近さと遠さと新型コロナウイルス」，『B面の岩波新書』，2020.

https://www.iwanamishinsho80.com/post/pandemic2

2　Hyun Jaehwan, and Tomohisa Sumida, “The Material Lives

of Masks in Japan and South Korea", *The Mask-Arrayed, Max Planck Institute for the History of Science*, 2020. https://themaskarrayed.net/2020/10/02/the-material-lives-of-masks-in-japan-and-south-korea-a-conversation-between-jaehwan-hyun-and-tomohisa-sumida/.

Shaun O'Dwyer, "You Don't Have to Be Asian to Wear a Face Mask in an. Epidemic", *Japan Times*, March 17, 2020. https://www.japantimes.co.jp/opinion/2020/03/17/commentary/japan-commentary/dont-asian-wear-face-mask-epidemic/.

Daniel Victor and Mike Ives, "Should We Stash Our Masks for Cold and Flu Season?" *New York Times*, May 13, 2021. https://www.nytimes.com/2021/05/13/science/masks-covid-flu-cold.html.

3 住田朋久,「鼻口のみを覆うもの:マスクの歴史と人類学にむけて」,『現代思想』2020，48(7): 191-199.

住田朋久,「코와코와입만가리는물건:마스크의역사와인류학을향해」,『한국과학사학회지』2020, 42 (3): 736–750쪽.

Daniel Victor and Mike Ives, "Should We Stash Our Masks for Cold and Flu Season?" *New York Times*, May 13, 2021. https://www.nytimes.com/2021/05/13/science/masks-covid-flu-cold.html.

4 宮武外骨,『文明開化 二.広告篇』, 半狂堂，1925.

5 住田朋久,「鼻口のみを覆うもの:マスクの歴史と人類学にむけて」,『現代思想』2020，48(7): 196.

6 Sean Hsiang-lin Lei, *Neither Donkey nor Horse: Medicine in the Struggle over China's Modernity*, 2014.

Christos Lynteris, "Why Do People Really Wear Face Masks during an Epidemic?", *New York Times*, February 13, 2020, https://www.nytimes.com/2020/02/13/opinion/coronavirus-face-mask-effective.html.

Wu Lien-Teh, *Plague Fighter: The Autobiography of a Modern Chinese Physician*, 1959.

7 杉山章子,「西洋医学体制の確立」, 新村拓編,『日本医療史』, 東京: 吉川弘文館, 2006: 230.

8 宮武外骨,『文明開化 二. 広告篇』, 半狂堂, 1925: 65.

9 大阪市立桃山病院,『大阪市立桃山病院100年史』, 大阪市立桃山病院, 1987: 222.

10 大阪市立桃山病院,『大阪市立桃山病院100年史』, 大阪市立桃山病院, 1987: 98.

11 *Standard* (London), "The Asiatic Plague in Vienna", October 24, 1898, p. 5.

王雨濛:《庚戌鼠疫与"伍氏口罩"的诞生:兼及其历史渊源》,《南开大学学报(哲学社会科学版)》2021年第4期,第74页,注释5。

12 Wu Lien-Teh, *A Treatise on Pneumonic Plague*, 1926, pp. 391-393.

Mitsutoshi Horii, "Why Do the Japanese Wear Masks? A Short Historical Review", *Electronic Journal of Contemporary Japanese Studies*, 2014,14 (2). http://www.japanesestudies.org.uk/ejcjs/vol14/

iss2/horii.html. 堀井光俊虽然引用了伍连德1926年的著作，但忽略了伍连德对德国与日本口罩的相关说明。

13 Georg Gaffky, Richard Pfeiffer, Georg Sticker, and Adolf Dierrdonné, *Bericht Über Die Thätigkeit der Zur Erforschung der Pest Im Jahre 1897 Nach Indien Entsandten Kommission Erstattet (Report on the Activities of the Commission Sent to India to Research the Plague in 1897)*, Berlin: Julius Springer, 1899, p. 325.

14 Governor of Kanagawa Prefecture, "Instructions as to Precautionary Measures against Pest", *Public Health Reports (US Marine-Hospital Service)*, Vol. 15, No. 22, 1900, p. 1674.

R. Bruce Low, *Reports and Papers on Bubonic Plague*, London: His Majesty's Stationery Office, 1901, p. 372.

Wu Lien-Teh, *A Treatise on Pneumonic Plague,* 1926, p. 393.

15 浅田徳則,「ペスト予防心得」,『神奈川県公報』, 1899.12.9：2-8.

16 Governor of Kanagawa Prefecture, "Instructions as to Precautionary Measures against Pest".

Stuart Eldridge, "Report of Transactions at the Port of Yokohama, Japan, during the Fiscal Year Ended June 30, 1900", in *Annual Report of the Supervising Surgeon-General of the Marine-Hospital Service of the United States for the Fiscal Year 1900*, edited by Marine-Hospital Service, Washington: Government Printing Office, 1900, p. 456.

17 *Deutschen Medicinischen Wochenschrift*, "Aufzeichnung Über Die Am 19. Und 20. October 1899 Im Kaiserlichen Gesundheitsamte Abgehaltene Wissenschaftliche Besprechung Über Die Pestfrage", *Sonder-Beilage* 46, 1899, pp. 771-772.

18 Sumiko Hiki, and Yoshiki Hiki, "Professor Von Mikulicz-Radecki, Breslau: 100 Years since His Death", *Langenbeck's Archives of Surgery*, Vol. 390, No. 2, 2005, p. 183.

19 Sumiko Hiki, and Yoshiki Hiki, "Professor Von Mikulicz-Radecki, Breslau: 100 Years since His Death".

Thomas Schlich, "Asepsis and Bacteriology: A Realignment of Surgery and Laboratory Science 1", *Medical History*, Vol. 56, No. 3, 2012, pp. 308-334.

John L. Spooner, "History of Surgical Face Masks", *ARON Journal*, 1967, Vol. 5, No. 1, pp. 76-80.

20 Wilhelm Hübener, "Ueber Die Möglichkeit der Wundinfection Vom Munde Aus Und Ihre Verhütung Durch Operationsmasken", *Zeitschrift für Hygiene und Infektionskrankheiten*, Vol. 28, No. 1, 1898, pp. 348-372.

21 Wilhelm Hübener, "Ueber Die Möglichkeit der Wundinfection Vom Munde Aus Und Ihre Verhütung Durch Operationsmasken", 1898, p. 357.

22 R. Bruce Low, Reports and Papers on Bubonic Plague, p. 114.

23　衛生局，『独逸帝国衛生局におけるペスト会議記事』，東京：衛生局，1900.

24　石神亨編，北里柴三郎閲，『ペスト』，東京・大阪：丸善株式会社書店，1899.

石神亨編，北里柴三郎閲，『増補再版ペスト』，東京・大阪：丸善株式会社書店，1900.

25　臨時ペスト予防事務局，『大阪府ペスト病流行記事』，大阪：臨時ペスト予防事務局，1902.

廣川和花，「近代大阪のペスト流行にみる衛生行政の展開と医療・衛生環境」，『歴史評論』，(736)，2011：19-31.

26　石神亨，『ペスト』，1899：95.

石神亨，『増補再版ペスト』，1900：95.

27　石神亨，『増補再版ペスト』，1900：161.

28　石神亨，『増補再版ペスト』，1900：147-160.

29　石神亨，増補再版ペスト』，1900：153-154.

30　大阪朝日新闻，1900.8.1：1.

住田朋久，「『ペスト』に見るマスク着用の始まり―1899～1900年、大阪・肺ペストクラスターと医師の遺言」，2021：3.

31　Christos Lynteris, “Plague masks: The Visual Emergence of Anti-Epidemic Personal Protection Equipment”, *Medical Anthropology*, Vol. 37, No. 6, 2018, pp. 442-457.

Christos Lynteris, Tomohisa Sumida, and Meng Zhang, “The

History of Plague Masks in East Asia." *Mask–Arrayed. Max Planck Institute for the History of Science.* 2021. https://themaskarrayed.net/2021/04/26/the-history-of-plague-masks-in-east-asia-a-conversation- between-christos-lynteris-tomohisa-sumida-and-meng-zhang/.

王雨濛:《庚戌鼠疫与“伍氏口罩”的诞生：兼及其历史渊源》。

Meng Zhang, "From Respirator to Wu's Mask: The Transition of Personal Protective Equipment in the Manchurian Plague", 2021, pp. 221-239.

32 林丈二,『文明開化がやって来た：チョビ助とめぐる明治新聞挿絵』, 東京：柏書房, 2016：216.

33 堀井光俊,『マスクと日本人』, 東京：秀明出版会, 2012：103.

宮武外骨,『奇態流行史』, 東京：半狂堂, 1922：98.

34 宮武外骨,『奇態流行史』, 東京：半狂堂, 1922：98.

日据时期朝鲜卫生口罩的出现与普及

1 医学史领域强调欧美防疫口罩佩戴规范普及过程中西班牙大流感所发挥作用的研究有：Alfred W. Crosby, *America's Forgotten Pandemic: The Influenza of 1918*, Cambridge, UK: Cambridge University Press, 2003。

Nancy Tomes, "'Destroyer and Teacher': Managing the Masses

during the 1918-1919 Influenza Pandemic", *Public Health Reports* 125, 2010, pp. 48-62.

2 Sean Hsiang-lin Lei, *Neither Donkey nor Horse*, Chicago: University of Chicago Press, 2014.

Ruth Rogaski, "The Manchurian Plague and COVID-19: China, the United States and the 'Sick Man' Then and Now", *American Journal of Public Health* 111, 2021, pp. 423-429.

其中，雷祥麟的解释主要基于伍连德自传的回忆，参见 Wu Lien-teh, *Plague Fighter: The Autobiography of a Modern Chinese Physician*, 1959。

将日本细菌学者设定为伍连德防疫工作妨害者的叙事起源，也同样见之于东北鼠疫相关的经典研究，参见 Carl F. Nathan, *Plague Prevention and Politics in Manchuria*, 1910-1931, Cambridge MA: Brill, 1967。

3 Christos Lynteris, "Plague Masks: The Visual Emergency of Anti-epidemic Personal Protection Equipment", *Medical Anthropology* 37, 2018, pp. 442-457.

然而，克里斯托·兰特里斯的解释在近来爆发性增长的口罩历史相关论文与大众读物中，未经认真证实即被援引与再生产（Niels Høiby, "Pandemics: Past, Present, Future", *APMIS* 129, 2021, pp. 352-371）。

除作者外，堀井光俊的文章实际上是唯一一篇关于日本戴口罩历史的英文评论，也从满洲鼠疫流行和西班牙流感流行的经历中找到了日本人戴口罩的背景，参见 Mitsutoshi Horii, “Why Do the Japanese Wear Masks? A Short Historical Review”, EJCJS 14, 2014;

堀井光俊,『マスクと日本人』, 秀明出版会，2012.

4　与此相关的延伸性讨论，参见현재환,「위험한 공기를 상상하다：20세기 초 의과학의 지구적 순환과 방역용 마스크의 탄생」, 부산대학교 인문대학 기획,『동아시아지식학 총서 4。동양과 서양의 문화교류』, 부산：부산대학교출판문화원, 2022, 51-84쪽。

5　住田朋久,「『ペスト』に見るマスク着用の始まり—1899～1900年，大阪・肺ペストクラスターと医師の遺言」, 2021.

6　Meng Zhang, “From Respirator to Wu’s Mask: The Transition of Personal Protective Equipment in the Manchurian Plague”, pp. 221-239.

7　Ruth Rogaski, *Hygienic Modernity: Meanings of Health and Disease in Treaty-Port China*, Berkeley: University of California Press, 2004.

Christos Lynteris, Tomohisa Sumida, and Meng Zhang, “The History of Plague Masks in East Asia: A Conversation”, The Mask-Arrayed, https://themaskarrayed.net/2021/04/26/the-history-of-plague-masks-in-east-asia-a-conversation-between-christos-lynteris-tomohisa-sumida-and-meng-zhang/, (2022.4.22).

8　住田朋久,「『ペスト』に見るマスク着用の始まり—

1899 ~ 1900年，大阪・肺ペストクラスターと医師の遺言」，2021.

9 Akira Hayami, *The Influenza Pandemic in Japan, 1918-1920: The First World War Between Humankind and a Virus*, Kyoto: International Research Center for Japanese Studies, 2015.

김택중,「1918년 독감과 조선총독부 방역정책」,『인문논총』74，2017，163-214쪽 .

백선례,「'1918년 독감' 의 유행과 혼란에 빠진 조선 사회」, 한국역사연구회 3·1 운동100주 .

년기획위원회 편 ,『3・1운동 100년：4. 공간과 사회』, 서울：휴머니스트，2019，45-73쪽 .

10 옥성득,「전염병과 초기 한국 개신교，1885-1919」,『종교문화학보』17，2021，1-36쪽 .

최규진,『이 약 한번 잡숴 봐 !：식민지 약 광고와 신체정치 , 1910-1945』, 파주：서해문집，2021.

11 백선례,「전시체제기 전염병 예방접종의 강화 - 장티푸스를 중심으로」,『역사문제연구』24，2020，383-421쪽 .

백선례,「식민지 시기 장티푸스예방접종에 관한 의학적 논의의 전개」,『연세의사학』23，2020，63-83쪽 .

박정제・정준호,「1970-1980년대 한국 구충제 생산 기술의 형성과 활용：프라지콴텔 국산화와 간흡충 관리 사업」,『의사학』30，2021，317-354쪽 .

12 D. Zuck, "Julius Jeffreys: Pioneer of Humidification", *The History of Anaesthesia Society Proceedings* 8b, 1990, pp. 70-80.

13 Meng Zhang, “From Respirator to Wu’s Mask: The Transition of Personal Protective Equipment in the Manchurian Plague”, 2020, p. 224.

14 柴田昌吉・子安峻,『附音挿図英和字彙』, 日就社, 1873: 971.

15 松本市左衛門,「呼吸器広告」, 1879.

宮武外骨,『文明開化 二 広告篇』, 1926: 69.

16 Tomohisa Sumida, “Plague Masks in Japan: Reflection on the 1899 German Debates and the Suffering of Patients/Doctors in Osaka,” *EASTS* 16, 2022, pp. 74-85.

17 William A. Tilden, “Absorption of Gases by Charcoal”, *Nature* 103, 1919, p. 24.

18 Ruth Rogaski, “Air/Qi Connections and China’s Smog Crisis: Notes from the History of Science”, *Cross-Currents: East Asian History and Culture Review* 8, 2019, pp. 165-194.

19 현재환,「위험한 공기를 상상하다: 20세기 초 의과학의 지구적 순환과 방역용 마스크의 탄생」, 58-59쪽.

20 佐野半兵衛,「第五七二四號明細書: 呼吸器」, 1901: 19.

https://www.j-platpat.inpit.go.jp/c1800/PU/JP-5724/E551521F-5280D318EF7C4A3DDB5CE31975FEF254ADBB436097010FB-14C3C4556/15/j.(2022.4.11)

東京医科器械同業組合,『東京医科器械同業組合目録』, 東京医科器械同業組合目録編纂所，1934：82.

21 「安全呼吸器」,『人民』，1902.1.1.

22 承蒙张蒙和住田朋久告知图片资料馆藏信息，在此一并致谢。

23 김연희,「19세기 후반 한역 근대 과학서의 수용과 이용 : 지석영의『신학신설」』을 중심으로」,『한국과학사학회지』39，2017，65-90쪽.

24 「사람이 불가불 일신상」,『帝國新聞』，1900.10.18.，1면.

「호흡론 젼호련속」,『帝國新聞』，1900.10.19.，1면.

25 이규영,「衛生談片」,『太極學報』12，1907.7.24.，36-40쪽.

김경식,「衛生學」,『少年韓半嶋』3，1907.01.01.，39-41쪽.

26 김경식,「衛生學」,『少年韓半嶋』3，1907.01.01.，40쪽.

27 关于朝鲜末期开化派知识分子的“治道论”，参见박윤재,「19세기 말-20세기 초 병인론의 전환과 도시위생」,『도시연구』18，2017，7-30쪽。

28 针对相关教科书的详细分析，参考박준형・박형우.「홍석후의『신편생리교과서』(1906) 번역과 그 의미」,『의사학』21，2012，477-512쪽。

29 住田朋久,「『ペスト』に見るマスク着用の始まり—1899～1900年，大阪・肺ペストクラスター—と医師の遺言」，2021.

30 「日本黑死病」,『皇城新聞』，1899.12.5.，2면.

「流行病과 家鼠」,『皇城新聞』, 1899.12.5., 2면.

「일본의 흑사병이 점점 번치난 모양이」,『帝國新聞』, 1900.1.13., 3면.

「일본 대판에서 흑사병이」,『帝國新聞』, 1900.1.27., 3면.

31 「預防演設」,『皇城新聞』, 1900.2.26.

「훈동 의학교에서 흑사병 예방규촉 슈백권을」,『帝國新聞』, 1900.3.24., 3면.

32 「흑사병예방법(젼호련속)」,『帝國新聞』, 1900.3.28., 1면.

33 关于两者之间的争论，可参考신규환,「제1, 2차 만주 페페스트의 유행과 일제의 방역행정(1910-1921)」,『의사학』21, 2012, 449-476쪽.

김영수,「일본의 방역경험 축적을 통해 본 조선총독부의 방역사업: 1911년 페스트 유행 대응을 중심으로」,『한림일본학』26, 2015, 83-109쪽.

34 김영재,「唾痰의 衛生」,『太極學報』20, 1908.5.24., 27-29쪽.

35 中央衛生協會朝鮮本部,『最新通俗衛生大鑑』, 京城: 中央衛生協會朝鮮本部, 1912.

36 关于日据时期结核病预防的详细分析，参见최은경,「일제강점기 조선총독부의 결핵 정책(1910-1945): 소극적 규제로 시작된 대응과 한계」,『의사학』22, 2013, 713-757쪽。

37 雷祥麟，"想像释放病毒的自己？", https://covid19.ascdc.

tw/essay/203，2022年4月22日访问。

38 关于外科口罩的概述，参考 Bruno J. Strasser, and Thomas Schlich, "A History of the Medical Mask and the Rise of Throwaway Culture", *The Lancet* 396, 2020, pp. 19-20。

서울대학교병원 병원역사문화센터,『사진과 함께 보는 한국 근현대 의료문화사，1879-1960』, 서울：웅진지식하우스，2009，101쪽・119쪽・120쪽・131쪽 .

39 최은경,「일제강점기 조선총독부의 결핵 정책(1910-1945)：소극적 규제로 시작된 대응과 한계」，713-757쪽 .

40 警務總監部衛生課,『醫方綱要』，京城：朝鮮總督府，1917，29-30쪽・36-37쪽 .

41 警務總監部衛生課,『醫方綱要』，1917.

42 이상현・황호덕 편,『한국어와 근대의 이중어사전1-11권(영인편)』，서울 : 박문사，2012.

한림과학원,『한국근대 신어사전』，서울：선인，2010.

43 신규환,「제1，2차 만주 페페스트의 유행과 일제의 방역행정(1910-1921)」，449-476쪽 .

44 김택중,「1918년 독감과 조선총독부 방역정책」，179-184쪽 .

45「鐘路管內만 二萬六千，긔막히게 만흔 독감의 환쟈수」，『每日申報』，1918.10.31.，3면 .

46『朝鮮總督府官報』，1919.12.27.，426면 .

47 Alfred W. Crosby, *America's Forgotten Pandemic: The In-*

fluenza of 1918, Cambridge, UK: Cambridge University Press, 2003.

48 内務省衛生局,『流行性感冒豫防心得』, 東京: 內務省衛生局, 1919.1.

Akira Hayami, *The Influenza Pandemic in Japan, 1918-1920: The First World War Between Humankind and a Virus,* Kyoto: International Research Center for Japanese Studies, 2015.

49 「流行感冒預防心得」,『臺灣日日新報』, 1918.11.4., 5면.

转引自巫毓荃,《管与不管之间:1918至1920年台湾殖民政府的流感防治对策》, https://covid19.ascdc.tw/essay/147,(2022年4月22日访问)。

50 「流行性感冒豫防ノ件」,『朝鮮總督府官報』, 1919.11.25., 302-303쪽.

51 「流行感冒預防心得」,『朝鮮總督府官報』, 1919.12.27., 426쪽.

52 Akira Hayami, *The Influenza Pandemic in Japan, 1918-1920: The First World War Between Humankind and a Virus,* p. 186.

53 「全朝鮮을 席捲한 毒感은 世界的 大流行인가, 지독한 감기는 팔도에 편만」,『每日申報』, 1918.10.22., 3면.

54 原親雄·牛島友記,「流行性感冒の歷史, 症候及豫防」,『朝鮮彙報』1919.1., 98쪽.

55 Akira Hayami, *The Influenza Pandemic in Japan, 1918-1920: The First World War Between Humankind and a Virus,* 2015.

56 朝鮮總督府,「流行性感冒」,『朝鮮彙報』, 1919.3., 84쪽.

57　原親雄,「流行性感冒の再襲豫防法に就て」,『警務彙報』, 1920.3., 17쪽.

58　현재환,「위험한 공기를 상상하다: 20세기 초 의과학의 지구적 순환과 방역용 마스크의 탄생」, 68-69쪽.

59　현재환,「위험한 공기를 상상하다: 20세기 초 의과학의 지구적 순환과 방역용 마스크의 탄생」, 71-72쪽.

60　현재환,「위험한 공기를 상상하다: 20세기 초 의과학의 지구적 순환과 방역용 마스크의 탄생」, 73-74쪽.

61　以上皆根据『每日申報』的报道。

62「惡感豫防法發布?」,『每日申報』, 1919.12.23., 3면.

63「傳染病은 日本人이 多數」,『東亞日報』, 1921.12.18., 3면.

64「京城市內에 猩紅熱猖獗」,『朝鮮日報』, 1925.12.24., 2면.

65「虱に注意しマスクを掛けよ發疹チブス，最善の豫防法」,『朝鮮新聞』, 1926.1.31., 2면.

「發疹チブスの流行期，マスクに賴りなさい，周防衛生課長談」,『朝鮮新聞』, 1926.2.23., 2면.

66「小學生を片端から侵しはやり風大暴れマスクの掛方に御注意うがひ藥も用意され度い」,『朝鮮新聞』, 1952.2.10., 3면.

67　최은경,「일제강점기 조선총독부의 결핵 정책(1910-1945): 소극적 규제로 시작된 대응과 한계」, 713-757쪽.

박윤재,「조선총독부의 결핵 인식과 대책」,『한국근현대사

연구』47，2008，216-234쪽 .

68 「보기거북한『마스크』당들」,『朝鮮中央日報』, 1935.12.27.，3면 .

《朝鲜日报》记者兼诗人金起林也在一篇随笔中以嘲弄的口吻使用了“口罩党”一词(「隨筆 어느午後의『스케—트』哲學(二)」,『朝鮮日報』, 1936.12.24.，5면 .)。

69 「價格等統制令第7條ノ規定ニ依リ衛生マスクノ販賣價格左ノ通指定ス：朝鮮總督府告示 第1346號」,『朝鮮總督府官報』, 1940.12.3.，6쪽 .

关于战时生活必需品统制法令的形成，参见허영란,「전시체제기 (1937~1945) 생활필수품 배급통제 연구」,『국사관논총』88, 2000，289-330쪽。

70 「라듸오」,『朝鮮日報』, 1932.11.28.，3면 .

关于1918—1919年流感盛行时，将大流行的原因归结于“猝寒”的朝鲜人的个人记录，可参考尹致浩的日记(윤치호，박미경 역,『국역 윤치호 영문일기6』, 서울 : 국사편찬위원회, 2015.)。

71 「元山의 卒寒, 영하 5도가 됨」,『每日申報』, 1918.11.08.，3면 .

「京城의 卒寒, 零下 2.7도」,『每日申報』, 1918.11.09.，3면 .

「晋州에 卒寒, 비가 온 곳에」,『每日申報』, 1918.11.12.，3면 .

72 「감각기능에 대한 주의(三)」,『東亞日報』, 1929.10.10.，4면 .

73 「엄동에 주의할 감기예방법」,『朝鮮日報』, 1930.1.12.,

5면 .

「졸한과 위생」,『東亞日報』, 1933.1.13., 2면 .

74 박지영 ,「식민지 위생학자 이인규의 공중보건 활동과 연구」,『의료사회사연구』4, 2019, 39-76쪽 .

75 「엄한 긔의소아병 (七) 듸프테리와그종류」,『東亞日報』1930.1.13., 4면 .

「엄 한 긔 의 소 아 병 (十) 猩 紅 熱 양 독 」,『 東 亞 日 報 』, 1930.1.16., 5면 .

「엄한긔의소아병 (十一) 流行性腦脊髓膜炎 」,『 東亞日報 』, 1930.1.18., 5면 .

「가뎡부인: 엄한긔와소아위생(中) 외풍쏘는것을주의하라」,『東亞日報』, 1930.1.4., 5면 .

「어린아이 류행성 감긔는 이러케 예방하고간호할 것 」,『 東亞日報』, 1930.12.21., 5면 .

「제일 급히 서둘러야할 디푸테리 (목병) 가류행한다 (二)」,『東亞日報』, 1930.12.24., 5면 .

「集會場所에 아이데리고 가지말라」,『東亞日報』, 1934.4.5., 2면 .

76 「街頭의 스납 마스크한 風景 」,『 每日申報 』, 1934.2.6., 6면 .

77 「가정 : 마스크 쓰는 것은 좋은가 그른가 」,『 東亞日報 』, 1933.12.14., 6면 .

78 『每日申報』, 1919.12.12., 1934.11.26., 1938.11.15.

79 「京城の動脈を打診する (4), マスクは活躍する, その嚴然たる存在を觀る」,『朝鮮新聞』, 1933.3.11., 3면.

80 「龍角散」,『東亞日報』, 1931.3.27., 8면.

「龍角散」,『朝鮮日報』, 1931.4.16., 4면.

「龍角散」,『東亞日報』, 1933.1.14., 4면.

「담기침 천식 百日咳」,『東亞日報』, 1935.1.13., 2면.

81 「마스크는 어떤 것이 조혼가?」,『東亞日報』, 1933.2.3., 4면.

「マスクの科學, 常識の上からばかりでなく醫學的に效能を知りませう」,『京城日報』, 1934.12.12., 3면.

82 「마스크는 흰것이 제일」,『朝鮮日報』, 1931.1.27., 5면.

「가정상식 마스크의 주의」,『東亞日報』, 1931.11.22., 4면.

83 「マスクの効果, 六枚以上のがーぜを使用せねば效が無い」,『京城日報』, 1927.12.11.

「傳染病菌を防ぐマスクの効果」,『釜山日報』, 1927.12.11., 6면.

84 「가정 : 마스크 쓰는것은 좋은가 그른가」,『東亞日報』, 1933.12.14., 6면.

「마스크는 하되 까제를 자주 가를일」,『朝鮮日報』, 1937.12.9., 4면.

「불결한마스크는 도리어해독」,『朝鮮日報』, 1939.2.22., 4면.

「겨울에 불가불 쓰는 마스크에 대한 상식」,『東亞日報』, 1939.12.22., 4면.

85 이정,「제국 신민의 전염병 도시 경성」,『이화사학연구』85, 2019, 55쪽.

86 H. Pottevin, “Rapport sur la pandémie grippale de 1918–1919 présenté au comité permanent de l’Office internationale d’hygiène publique”, *Bulletin de l’Office international d’hygiène publique* 13 , 1921, pp. 125-181.

87 Wilfred H. Kellogg, *Influenza: A Study of Measures Adopted for the Control of the Epidemic,* Sacramento: California State Printing Office, 1919.

Wilfred H. Kellogg, and Grace MacMillan. “An Experimental Study of the Efficacy of Gauze Face Masks”, *American Journal of Public Health* 10, 1920, pp. 34-42.

88 Warren Taylor Vaughan, *Influenza: An Epidemiologic Study. No. 1.,* Baltimore, Md.: American Journal of Hygiene, 1921.

89 Edwin O. Jordan, *Epidemic Influenza: A Survey*, Chicago: American Medical Association, 1926.

90 「늣추이가맨든 금년감기는 무섭다 예방과 치료에관한(二) 몃가지주의」,『朝鲜日報』, 1934.1.17., 5면.

91 「マスクの注意」,『朝鮮新聞』, 1935.12.5., 3면.

92 「京城の動脈を打診する（4）, マスクは活躍する, その嚴然たる存在を觀る」,『朝鮮新聞』, 1933.3.11., 3면.

93 Meng Zhang, “From Respirator to Wu’s Mask: The Transition of Personal Protective Equipment in the Manchurian Plague”,

pp. 221-239.

94 Tomohisa Sumida, “Plague Masks in Japan: Reflecting on the 1899 German Debates and the Suffering of Patients/Doctors in Osaka”, p. 83.

95 「마스크와 양추질」,『每日申報』, 1944.11.14., 2면 .

96 关于解放后“卫生学”及其相关活动在“保健学”名义下重塑转型的过程，参见이동원,「6·25 전쟁과 한국 보건의학계 및 보건학의 형성」,『동국사학』69，2020，339-374쪽。

97 김사달,『아동의학론』, 서울：조선교육총합회，1948，93면 .

98 김명선·최신해,『인류계』, 서울：정음사，1947.

이민재,『생물：하』, 서울：백영사，1957，101면 .

99 강필상,『 체육과 보건 』, 서울：조선체조연맹，1947，35-36면 .

100 김익달,『 國民醫學全書 』, 서울：대양출판사，1955，95면 · 99면 · 121면 · 125면 · 254면 · 260면 .

101 「感氣藥特配등 建議」,『東亞日報』, 1962.3.11.，3면 .

102 「마스크는 해롭다 - 世界를 휩쓰는 홍콩感氣」,『東亞日報』, 1969.1.21.，6면 .

103 Kim, Hoi-eun, “Reauthenticating Race: Na Sejin and the Recycling of Colonial Physical Anthropology in Postcolonial Korea”, *The Journal of Korean Studies* 21, 2016, pp. 449-483.

Hyun, Jaehwan, “Blood Purity and Scientific Independence:

Blood Science and Postcolonial Struggles in Korea, 1926–1975", *Science in Context* 32 3, 2019, pp. 239-260.

关于东亚戴口罩社会历史的若干思考

1 Mitsutoshi Horii, "Don't Ask Why Asians Wear Masks—Ask Why Western Folks Don't", *The Mask-Arrayed*, November 21, 2020.

2 Aurélien Breeden, Eva Mbengue, Miroslava Germanova, de Goeji Hana, Christopher F. Schuetze, and Boryana Dzhambazova, "Wearing Masks, Common in Asia, Rises in the West", *The New York Times,* April 9, 2020, Section A, p. 4.

Tessa Wong, "Coronavirus: Why Some Countries Wear Face Masks and Others Don't", *BBC News*, May 12, 2020. https://www.bbc.com/news/world-52015486.

3 Shuo Feng, Chen Shen, Nan Xia, Wei Song, Mengzhen Fan, and Benjamin J. Cowling, "Rational Use of Face Masks in the COVID-19 Pandemic", *The Lancet: Respiratory Medicine*, 2020, 8 (5), pp. 434-436.

4 Ralph Jennings, "Not Just Coronavirus: Asians Have Worn Face Masks for Decades", *Voice of America*, March 11, 2020.

5 David Issacs, "Mask Wearing: A Historical, Cultural and Ethical Perspective", *Journal of Pediatrics and Chinese Health,* 2020.

Christiane Matuschek, Friedrich Moll, H. Heiner Fangerau, J C. Fischer, K. Zänker, Marion Van griensven, M. Schneider, et al., "The History and Value of Face Masks", *European Journal of Medical Research*, 25 (1), 2020, p. 23.

John David Ike, Henry Bayerle, Robert A. Logan, and Ruth M. Parker, "Face Masks: Their History and the Values They Communicate", *Journal of Health Communication,* 2021.

6　人类学家克里斯托・兰特里斯宣称，口罩在东北鼠疫当中首次作为隔离检疫措施得到采用，参见 Christos Lynteris, "Plague Masks: The Visual Emergence of Anti-Epidemic Personal Protection Equipment", *Medical Anthropology*, 37 (6), 2018, pp. 442-457。

历史学家雷祥麟描述了伍连德"发明"的预防传染病的纱布口罩，参见 Sean Hsiang-Lin Lei, "Sovereignty and the Microscope: Constituting Notifiable Infectious Disease and Containing the Manchurian Plague (1910-1911)", in Angela Ki Chung and Charlotte Furth, eds., *Health and Hygiene in Chinese East Asia: Policies and Publics in the Long Twentieth Century*, Durham: Duke University Press, 2010, pp.73-108。

住田朋久的论文和张蒙的新成果改写了以东北鼠疫为中心的历史，参见 Meng Zhang, "From Respirator to Wu's Mask: The Transition of Personal Protective Equipment in the Manchurian Plague", *Journal of Modern Chinese History*, 2021。

7　Christiane Matuschek, Friedrich Moll, H. Heiner Fangerau,

J. C. Fischer, K. Zänker, Marion Van griensven, M. Schneider, et al., "The History and Value of Face Masks".

还可参见 Brenda Goodman, "The Forgotten Science Behind Face Masks", *WebMD,* August 26, 2020。

8 Christiane Matuschek, Friedrich Moll, H. Heiner Fangerau, J. C. Fischer, K. Zänker, Marion Van griensven, M. Schneider, et al., "The History and Value of Face Masks".

9 科学史学者也开始关注大众对人工制品的历史及其与公共卫生医学交叉领域日益增长的兴趣，参见 B. J. Strasser and Thomas Schlich, "A History of the Medical Mask and the Rise of Throwaway Culture", *The Lancet* 396 (10243), 2020, pp. 19-20; Keith Wailoo, "THE MASK: Historical Reflections on Personal Protective Equipment in the Flu Pandemic, with Lessons for the COVID-19 Era", A Class Day Lecture, Department of History, Princeton University, 2020, https://history.princeton.edu/file/mask-historical-reflections-personal-protective-equipment-lessons-covid-19-era-class-day,（2021年2月19日访问）。

讨论口罩问题的综合性研究还可参见马克斯－普朗克科学史研究所（Max-Planck Institute for the History of Science）的 The Mask-Arrayed 项目 (https://themaskarrayed.net/home.html)。

10 本书中住田朋久的论文正是以为研讨会准备的这项初步研究为基础。

11 这一成果的中文版参见雷祥麟《想象释放病毒的自己?》,

https://covid19.ascdc.tw/essay/203，（2021年8月20日访问）。

12　为本次论坛撰写一篇较长文章的过程中，张蒙改变了研究方向。参见 Meng Zhang, “An Unchallengeable Value: Foreign Physicians, Chinese Medical Elites, and Normalizing Masks in Semi-Colonial China”, *East Asian Science, Technology and Society: An International Journal*, 16(1), 2022, pp. 86-96。

13　扩展版参见 Heewon Kim, and Hyungsub Choi, “From Hwangsa to COVID-19: The Rise of Mass Masking in South Korea”, *East Asian Science, Technology and Society: An International Journal*, 16(1), 2022, pp. 97-107，和他们在《生命科学历史与哲学》(*History and Philosophy of the Life Sciences*）上的文章。

14　Ruth Rogaski, *Hygienic Modernity: Meanings of Health and Disease in Treaty-Port China*, Berkeley and Los Angeles: University of California Press, 2004.

15　Nicole Barnes, *Intimate Communities: Wartime Healthcare and the Birth of Modern China, 1937-1945*, Oakland: University of California Press, 2018.